やって良かった！
1日1食
病気にならない生き方

Funase Shunsuke
船瀬俊介

フォレスト出版

やって良かった！ 1日1食

―― 船瀬 俊介

再刊にあたって——身体は疲れず、仕事は軽く2〜3倍

「自然な生き方をすれば、120歳まで生きることができるだろう」

これは、古代ギリシャの医聖ヒポクラテスの言葉です。

聖人は、人生の戒《いまし》めをわかりやすく説いています。

「人は自然に近づけば、病気から遠ざかり、自然から遠ざかれば、病気に近づく」

自然な生き方とは、まず、自然な食べ方をするということです。

ヨガの教えがあります。

「一生に食べる食物の量は決まっている」

つまり、大飯食らいは、食いおさめが、早くきます。

少なく食べる人ほど、長く生きるのです。


有名なヨガ指導者、沖正弘導師は若い頃インドで、152歳のヨガ行者に出会い、その

指導を受けています。

行者の食事は、すべて生菜食で、一日の量は、まさに手のひらに載るほど少量だったのです。私の一日一食の暮らしは、このような超人的暮らしには及びませんが、基本はベジタリアンの食事です。すべて自炊で。

3年以上になりますが、こなせる仕事量が2～3倍になりました。かつて、一日の原稿ノルマは400字詰、30枚。今は、軽く60～80枚をこなしています。そして、疲れない。一日101枚の最高記録も達成。単行本は1冊4日のペースで書けるようになりました。かつてより頭もシャープになっているのです。

2018年3月26日

船瀬　俊介

やって良かった！　1日1食◉もくじ

第3章 食べない人は、なぜ長生きなのか？ …… 121

第6章 一日一食で、食べたら良いもの悪いもの

プロローグ

あの人も、この人も、有名人たちは始めてる！

一日一食で若返ったビートたけし

「オイラは一日一食しか食べないよ。朝は野菜ジュースだけ」

ビートたけしさんが、さらっと語っています（「週刊ポスト」2013年7月12日号）。

1947年生まれ。71歳。テレビで相変わらず「バカヤロ」とギャグを飛ばして舌好調！

見出しは「『ビートたけし流ダイエット』コッソリ教えちゃうぜっての」。

それは「朝起きたらまず、野菜ジュースをタップリ飲んで、その後は晩飯まで何も食わない」「軍団のヤツラやら、付き人を連れて焼き肉を食いにいくこともあるけど、オイラは肉をサンチュに巻いてちょこちょこ食って終わりだよ」「まァオイラは自分のリズムに合うからってことで一日一食にしている……」。

たけしさんの知人の話も面白い。「60代になってまるでぜい肉がついてないオイラの知り合いは、いつも『腹3分』にしてるっていってた。常に、食いたい量の4分の1しか腹に入れないんだって」（同誌）。

一時期、急に老けたので驚いたのですが、最近は血色もよく、逆に若返ったようです。若返りの秘訣《ひけつ》は一日一食にしたことでしょう。

カロリー制限すると長寿遺伝子がオンになって、若さを保てる。それはもはやだれもが知っている医学の常識です。

もう一つの理由は禁煙です。お孫さんが生まれたのをきっかけに禁煙した。すると、たけし軍団の面々も殿にしたがって禁煙したという……。じつに微笑ましい。

たけしさんの無欲ぶりも意外なほどです。

「カネも、かつて中野の３畳アパートで暮らしてたくらい、ありゃいいやって思ってる」

（『時効』ソフトバンク文庫）

だから、飲みに行っても、タクシーに乗っても「祝儀」を配りまくる。専用の祝儀袋を１０００枚作り、なかに1万円札を入れて、すべて配りきった。ひいき筋に奢《おご》ってもらったら、必ずそれ以上のお返しをする。金銭への執着心のなさは驚くほど。

30年以上、一日一食のタモリ流

もう一人の有名な一日一食主義者が、タモリさんです。

「オレ一日一食しか食べない」

ギネスブックにも登録された長寿番組「笑っていいとも！」内でのコメント。ちなみに「どうして肌がきれいなんすか？」と若手タレントに振られて、「風呂に入って、身体、洗ったことはない！」とも言い切っている。いわく「10分間お湯につかっていれば、汚れの80％は落ちていく」。

じつに具体的で科学的。１９４５年生まれ。72歳。そんな年とは思えぬほど、髪も黒々と若々しい。２０１４年3月31日、惜しまれつつ幕を閉じた「笑っていいとも！」。32年間、病気もせず、生番組の司会を務め続けたことも驚異的です。

身近な関係者の話によれば、「タモリさんはイグアナ芸でデビューしたときから一日一食」といいます。そして「夜8時を過ぎると一切、食べない」。その節制ぶりに脱帽です。

「その少食主義のライフスタイルを見習って、芸能界にファスティング（断食）が広がっていった」とのことです。

日曜日は24時間の完全断食

「笑っていいとも！」通算8054回のうち欠席したのは、わずか12日。休んだ理由も船舶試験、ゴルフ中の事故など。「風邪などの体調不良で休んだことは一度もない」（テレビ局関係者）。これはスゴイ。「いいとも！」生放送でも「一日三食は食べすぎ」と断言。

「いいとも！」の後は、スタッフと食事に行くのが常だったが「行きつけの蕎麦屋《そば》で、〝ここの蕎麦はウマいんだ〟と言いながら、蕎麦は頼まず、アジの骨せんべいをツマミにして、ひたすら飲んでました」（業界関係者）（「週刊大衆」2014年4月28日号）。

さらに、2014年3月27日放映の「とんねるずのみなさんのおかげでしたSP」で、当時スマップの中居正広さんが衝撃証言。

「タモリさんは、27時間テレビで1回も食べなかったですよ。僕らなんか、昼食べて、間の時間におにぎり食べてとかですけど、（タモリさんは）なにも食べなかったんですよ」。これに対して、タモリさんは平然と答える。「食べるとね、絶対バテると思ったの」。

さらに中居さんが尋ねます。「1週間に1回、断食してるんですって？」。これにも、さらっと「完全に24時間食べない！」と涼しい顔で答えている。「日曜日は食べないんですって」と語ると、他の出演者はいっせいに「エーッ！」「スゴーイッ！」の声。タモリさんは「ふだんも、夜や自宅に帰ってからは、一切食べない」とキッパリ。司会の石橋貴明さんも「じゃなきゃ、32年も（「笑っていいとも！」）やれないよね」とあぜん。さすが、芸能界の少食派の元祖はちがいます。

何事にも「感謝」を忘れず

タモリさんの生き方で感心することがあります。それは何事にも「感謝する」ことです。30代でデビュー。それから「32年間、フジテレビがオレを守ってくれた。感謝している」。最終回のグランドフィナーレでも、中居正広さんを抱き締め「お前には感謝しているんだ……」。このひと言にはジンときました。「視聴者の皆さまに見ていただいて、私もタレントとして形をなした。感謝したい」とスピーチ。最後の言葉もカメラに向かって「32年間、ありがとうございました！」。

「感謝している」が口癖なのです。「不遜《ふそん》で生意気だった」と過去を振り返るが、これほど謙虚なタレントも珍しい。

前著『3日食べなきゃ、7割治る！』（三五館、現在、新装版としてビジネス社より発行）で、私は〝病気治し〟と〝健康〟の秘訣を5つあげています。

「少食」「笑い」「感謝」「長息」「筋トレ」です。

タモリさんの自然体の芸と若さの秘密は「少食」「笑い」「感謝」で解き明かせます。

水谷豊も千葉真一も一日一食

人気刑事ドラマ「相棒」の水谷豊さんも一日一食主義です。1952年生まれ。65歳。

インタビュー番組「徹子の部屋」で、黒柳徹子さんから若さの秘訣を尋ねられ「一日一食」と答えています。２０００年の放送開始以来、18年間もの長寿を保っている人気ドラマ。ほとんど初登場のときと変わらない杉下右京も少食スタイルによるものなのでしょう。

「小さなことが気になる質《たち》でしてねぇ……」

人差し指を立てた右京さんのすました顔が眼に浮かびます。


アクション俳優の千葉真一さんも若い。１９３９年生まれの79歳。ハリウッド映画でも活躍。愛称は〝サニー・チバ〟。


驚くべきは年齢とは裏腹の若さ。髪も口ヒゲも黒々として、とても80代目前とは思えない。顔の肌のハリ、ツヤもよく、どうみても50代前半。今でも創設した俳優養成所（ＪＡＣ：ジャパン・アクション・クラブ、現ＪＡＣ・ＮＫＬ）で、自ら率先して、若手を育てています。

「肉体は俳優の言葉」が彼のモットー。６年前には厚労省から「健康大使」に任命されたほど。「僕はつねに身体を若く作り替えているからね」。そして千葉真一さんも、驚異的な若さの秘密を尋ねられ、即答しています。

「一つは『食べないこと』。正確には一日一食しか食べない。体を飢餓状態にすることで、抗老化遺伝子といわれるサーチュイン遺伝子を目覚めさせ、体の細胞を若返らせているんです」（「日刊ゲンダイ」２０１４年7月26日）

希代《きたい》のアクション俳優は、体調管理の決め手として、とっくに長寿遺伝子の働きを知っていたのです。

彼は知人の医師にすすめられて、しばらくぶりに2日かけて、身体のすみずみまで検査してもらった。「すると、『う～ん、不思議だなあ。以前検査した時よりも、数値が全部良くなっている。まるで若返ったみたいだよ』と先生もびっくり。『これは来てるな！』と、僕も心の中でガッツポーズですよ（笑）」（同紙）

芸能界は少食・断食ブーム!?

芸能人は、身体と若さが資本です。だから、体調管理には、万全を期すのも当然でしょう。

歌手で俳優でもある福山雅治さんも一日一食だといいます。他にも、女優・藤原紀香さんなどもファスティング指導を受けています。

その他、意外な顔ぶれが一日一食主義です。

「僕は一日一食しか食べない。だから食べ物には、ものすごくこだわる」（ミュージシャン、GACKT）

「一日一食で若いころの体型を維持。いつでも美剣士ができる」（俳優、京本政樹）

「ピンク・レディーの殺人スケジュールを乗り切ったのも、今もミニでステージに立てるのも、一日一食のおかげ」（タレント、未唯mie）

「年二回ペースで断食。摂るのは水と酵素ジュースだけ」（歌手、美川憲一）

「ふだんは一日一食、腸内洗浄を毎日」（俳優、故・阿藤快）

「プチ断食を10年以上。野菜果物ジュース約2ℓしか口にしない」（女優、木村多江）

冴《さ》えた状態をつくるには食べないこと

作曲家の三枝成彰さん（75歳）も20年ほど前にお会いしたとき、その青年のような若さに驚いたものです。彼も当時から一日一食しか食べない。まさに、文化人の一食主義のさきがけかもしれません。現在の写真も髪は真っ黒で、やはり若々しい。

雑誌インタビューでも「一日一食、睡眠時間4時間」と明言。「冴えた状態をつくるには、やっぱり食べないこと」ときっぱり。「僕たちの場合で言えば、これしかないです。食べれば眠くなるし、頭がボケる」「太りたくないという最大の要因は、もしかしたらそれかもしれない。事実、太っているときに書いた曲って、よくないんだよね」（「婦人公論」1992年8月号）

活躍の源はファスティングパワー

女子プロゴルファーの横峯さくらさん。「活躍を支えたのは食事」とさくらパパこと横峯良郎氏は証言します。

「スタミナ・持久力となると、これは肉食じゃダメなんだよ。なぜかというと、脂っこいものは消化エネルギーをたくさん使ってしまうから、それだけスタミナをとられてしまうわけ。だから、トーナメントウィークにさくらは一切、肉類は口にしない。代わりにタンパク源は納豆、豆腐、魚から摂るようにしている。それだけじゃないぞ。主食の米は発芽玄米だ。これはね、腹持ちもいいし、ビタミンBとマグネシウムが豊富だから、筋肉を動かすためには必要な栄養が豊富に入っている」（「スポルティーバ」2006年9月号）

大リーガー、シカゴ・カブスのダルビッシュ有投手も「超節制アスリート食事術」で知られます。「食事も鶏肉中心に、雑穀米やゆで卵をとるなどストイックに制限。甘いものは大好きなのに一切食べない。味は二の次。家では、栄養学や生理学の本を読んでいて、その姿は〝健康マニア〟ですよ」とスポーツ紙デスクのコメント（「週刊大衆」2014年6月2日号）。

アスリートで断食実践派は多いのです。陸上の為末《ためすえ》大選手も、「ヒザ痛を治すため断食。頭がすっきりし、感覚も研ぎ澄まされ、病み付きになり、年一度一～三日ほど断食する」といいます。

プロ野球の常勝軍団ジャイアンツは球団丸ごとファスティング指導を受けているという事実も驚きです。さらに横綱・白鵬も厳密な食事指導を実践して優勝を重ねているのです。

まさに、食を制するものは、人生を制するといえます。

煙草、酒、焼き肉、暴力……松田優作

このように俳優や文化人で、若さを保っている人に共通するのは、少食であること、断食を実行していることです。逆に暴飲暴食の俳優は、命を縮めているようです。

たとえば、私と同年輩の松田優作さん。１９８９年公開のハリウッド映画「ブラック・レイン」（リドリー・スコット監督）に出演。その鬼気迫る演技は世界の映画人を圧倒しました。しかし、出演オファーが殺到したとき、彼はもうこの世にいなかったのです。膀胱《ぼうこう》ガンで没。享年40という若さでした。

彼は生前からヘビースモーカーで、常にウォッカのボトルを抱いて、ラッパ飲み。「肉食おう！」が口癖だった。それに、口より先に拳《こぶし》が飛んだ。煙草と酒と焼き肉と暴力……。

放たれた獣のようにいつもピリピリと張り詰めていた神経。それらが彼の生命をすり減らしたのでしょう。しかし、だからこそ、あの凄絶《せいぜつ》な演技は永遠に人々の心をとらえて放

さないのかもしれません。

「食べ間違い」は「生き間違い」

「食」という漢字は「人」を「良」くする、と読めます。「良く生きる」ことは「良く食べる」ことです。逆にいえば「食べ間違い」は「生き間違い」となります。

何の縁《えにし》か、大宇宙からいただいた生命です。愛しみ、慈しみ、日々の生を営みたいものです。

本書は、前著『3日食べなきゃ、7割治る!』(三五館)の大反響を受け、まとめたものです。タイルどおり「一日一食」実践者や「断食」経験者たちの生の声を、できる限りお伝えするように努めました(なお、ひと言に「断食」といっても、「一日一食」「半日断食」「水だけ断食」から本格的な長期間断食までさまざまです。本書では、これらを総称して「断食(ファスティング)」と表記しています)。

まさに、論より証拠！


「三食、食べなくていいんだ！」

「空腹がこんなに気持ちいいなんて！」

「長年の持病が消えた！」


その喜びの声に耳を傾けてください。

身体も心も軽くなり、睡眠は短くなり、頭脳は冴えわたり、仕事ははかどる。

こんなすがすがしい日々を、あなたも手に入れてみませんか？

第1章

やってみました！　一日一食

ヨガの教え「食べない工夫を！」

◆わが青春、韓国人禅僧との出会い

「腹八分で医者いらず」「腹六分で老いを忘れる」……。

私のヨガとの出合いは奇妙な因縁からでした。大学時代に韓国の放浪禅僧、釈弘元《しゃくこうげん》和尚と出会ったことがきっかけです。和尚は大柄で磊落《らいらく》でありながら、どこか稚気もある方でした。

「早稲田大学文学部の学生さんに自伝のテ・ニ・ヲ・ハを直してほしい」というアルバイトの話が舞い込みました。紹介してくれた友人によると、それだけで3万円くれるといいます。じつに割のいい話でした。

待ち合わせ場所の喫茶店に突如現れた網代笠《あじろがさ》の巨僧のいでたちにびっくり。コーヒーを片手に〝自伝〟原稿について訊《き》けば、和尚は親指の爪を噛《か》みながら「……一字モ書イテナイヨ」。ここで席を立っていれば、沖ヨガ導師との出会いもなかったのです。まさに、人生とは奇妙な縁でできているものです。頭をよぎったのは九州の故郷の父の言葉です。

「どんな縁も大事にせぇよ……」

◆沖ヨガ道場へ取材に向かう

渋谷・神泉にある和尚のアパートにテープレコーダー持参で通い、聞き書きの日々が始まりました。テープは何十本録ったことでしょう。それでまとめたのが、『韓日放浪四十年』（コスモス出版）です。私が手がけた最初の単行本となります。

和尚はその出来栄えに大いに感謝してくれました。しかし、結局、〝原稿料〟は、訪ねた日ごとにご馳走になった玄米握り飯だけで終わりました。

しかし、そこで玄米食に目覚めたのです。さらに、和尚とは、ほぼ1年間かけて日本中の新宗教の教団を取材で巡りました。それは大学では学べぬ得難い体験となりました。

その旅の途上、和尚とは無二の親友であった沖正弘導師の主宰する三島ヨガ道場を取材で訪ねたのです。25歳の冬、冷え込んだ空気の中、三島駅に和尚とともに降り立ちました。

沖ヨガについては、釈和尚から詳しく聞いていました。沖導師とは、日本を代表するヨガ指導者であるとのこと。その頃すでに、私は沖導師の著書を何冊も和尚からいただいて読破し、深い感銘を受けていたのです。

だから、三島道場を訪ねたときは、自分が緊張していることがわかりました。

◆「よく来たな。病人ども！」

面前の沖導師は、黒い道着に袴《はかま》。面長の容貌《ようぼう》。泰然自若《たいぜんじじゃく》とし、周囲にえも言われぬ威圧感を放っています。「だれに訊いてもよし。何を書いてもよし」。取材を全面許可してくれました。

その夜の沖先生の講話は圧倒的でした。道場は１００名ほどの〝研修生〟たちで埋め尽くされていました。じつは、その多くは全国から沖ヨガで病気を治したい一心でやって来た患者さんたちだったのです。

教壇そでで研修生の一人が叫びます。「沖先生、入場。合掌！」

上手から黒い袴をバッバッと鳴らし登場した沖先生、机の両端を両手で掴《つか》むや会場を左から右にゆっくり睥睨《へいげい》して、野太い大音声。

「よく来たなッ！　病人ども……。おめでとう」

これには、ノートに万年筆で向かっていた私ものけぞった。

「いいか、本当に不健康なヤツは、病気になろうと思ってもなれねぇヤツらだ。てめぇらは、ちゃんと病気になった。だから、健康だッ！　おめでとう」

私は呆気《あっけ》にとられながらも、ナルホドと得心したのです。

「症状というのは、身体が治ろうとする現れだ。風邪を引けば熱が出る。咳《せき》、鼻水、くしゃみが出る。下痢をする。みんな、身体が治る現れだ」

つまり、症状は病気が治ろうとする治癒反応である。まさに、眼からウロコの思いがしました。

◆「腹四分で仏に近づく……」

さらに、先生は黒板にチョークで大きく「ＩＮ　ＯＵＴ」と板書しました。そして、握ったチョークでカツカツと黒板を叩《たた》き、言い放ちました。

「これが、生命だ！」「入れたら出せ」「出したら入れろ」

つまり、先生は「生命は流れである」ということを喝破《かっぱ》したのです。そして、先生は会場に向かって大声で言い切りました。

「食べる工夫でなく、食べない工夫をしろ」

私は一瞬耳を疑った。さらに……。

「空腹を楽しめ」「本当の健康体は、腹が減るほど調子が出るものだ」

私は、それまでの常識がひっくり返る思いがしました。

世間の常識では「三食キチンと食べる」「しっかり食べて栄養をとる」が当たり前。

なのに、沖先生は「食べない工夫をしろ」という。そして「腹が減るほど健康になる」とは！　導師の腹の底からの講話は続きます。

冒頭の「腹八分で医者いらず」に続けて「腹六分で老いを忘れる」「腹四分で仏に近づく……」。

つまり、カロリー6割なら老化を防ぎ、4割なら悟りを開く——という。

これは、まさに1998年に発見された長寿遺伝子（サーチュイン）の働きそのもの。カロリー４割なら神仏の境地に達する、という意味なのです。

シャカ、マホメット、さらにはイエス・キリストまで、宗教の開祖はみな断食（ファスティング）修行によって悟りを開いているのです。

◆〝宇宙〟と〝人間〟がつながる

ヨガ教書には、はっきり書かれています。

「断食（ファスティング）は、万病を治す妙法である」

そもそもヨガ（ｙｏｇａ）とは、古代インド発祥の心身哲学です。その起源は１万年前にさかのぼるといわれています。〝ヨーガ〟とは古代サンスクリット語で〝つなぐ〟という意味です。何と何を〝つなぐ〟のでしょう。それは〝宇宙〟と〝生命〟をつなぐのです。

つまり、〝宇宙〟と〝人間〟とのつながりを体得することです。自らが宇宙の一部であることを感得したとき、〝悟り〟を開くのです。

禅も、このヨガの流れを汲みます。禅では「『大我』と『小我』の合一が悟りである」と教えます。それは、まさにヨガのいう「宇宙」と「人間」が〝つながった〟瞬間なのです。

宇宙と意識が合体したなら、もはや自我も生死も時空すらもありません。

それを禅では「無我」といい、仏教では「空」といい、道教では「道」というのでしょう。そして、キリスト教の「神」（ゴッド）、イスラム教の「アッラー」にも通じるのです。

「空腹感」は「幸福感」

◆ヨガの原点「笑う」「感謝する」

沖ヨガとの出合いは、私のその後の人生を決定づけました。

その言葉と著書は、まさに人生の指針となったのです。

沖先生は「ヨガのポーズをやっただけで、ヨガがわかったつもりのヤツがいる」と厳しく批判しています。

「ヨガは身体が三分で心が七分」

つまり、その理念を体得しないと、ヨガの本質は理解できないのです。そして、七分の「心」の原点は「笑うこと」「感謝すること」なのです。

それは人を「笑わせる」ことでもあります。そう考えると、たけしさんも、タモリさんも、まさに「ヨガの真髄を生きてきた」とさえ思えます。

私は釈和尚との出会いで玄米食を知り、沖導師との邂逅《かいこう》でヨガ哲学を知りました。

三島ヨガ道場で驚いたのは、海外からも青い眼の研修生が何人も修行に来ていたことです。その数は10人近くもいたでしょうか。

下手な英語で、何の目的で来ているのか尋ねると、口々に「マクロビオティック！」と叫ぶ。まさに異口同音。喧《やかま》しいほど、繰り返す。「それは、いったい何だ？」と聞き返す。すると「マクロビオティックも知らないでヨガを取材しているのか⁉」と呆《あき》れられました。

◆自然と調和、マクロビオティック

今から約40年前。当時の日本では、この言葉を知る者は皆無に近かったはずです。それなのに玄米正食を中心にした宇宙原理（無双原理）を学びに、海外から若者が何人も訪れていたのです。

この実践哲学は、故・桜沢如一《さくらざわゆきかず》（食文化研究家。１８９３〜１９６６）が第二次大戦前後に考案し、世界に普及させたものです。

「大きな」（ｍａｃｒｏ）＋「生命」（ｂｉｏ）＋「学術」（ｔｉｃ）……を組み合わせた造語。具体的にいえば〝長寿術〟という意味になります。

その２大原則は「身土不二《しんどふじ》」「一物《いちぶつ》全体」。つまり「風土の中で育った食物の、全体をいただく」という食養法でもあります。

噛み砕いていえば「自然と調和をとりながら、健康な暮らしを実現する」という意味です。まさにヨガの理想と見事に符合します。

ちなみに桜沢如一先生は、私が私淑する森下敬一先生（「国際自然医学会」会長）の師匠に当たります。また、森下先生によると沖正弘導師とも肝胆相照《かんたんあいて》らす仲で、若い頃はよく飲み明かしたといいます。じつに羨《うらや》ましい交友です。

◆だから私は一日二食を一食にした

禅と出合い、ヨガと出合った20代半ばの私は自然と玄米の自炊がふつうのことになりました。その頃からほとんど朝食は食べなかったので、一日二食の生活が当たり前でした。ほぼ一日一食となったのはここ10年ほどのことです。

ある本の取材で初めて長寿遺伝子（サーチュイン遺伝子）の存在を知りました。それを立証するウィスコンシン大学のサルの実験にも感銘を受けました。

20年間にわたり、カロリー70%に制限した群と、１００%の群とを比較したものです。まずは、観察期間の長さに圧倒されます。この実験では腹七分のグループは１・６倍も長生きだったのです。さらに、満腹組のサルたちは一様に老けて、毛もパサパサで、シワだらけなのに、減食組のサルは毛ヅヤもよく、肌も若々しく、活発に動き回っていたのです。

この実験報告は、まさに「長寿遺伝子がカロリー制限でオンになる」という理論を証明するものでした。

歴史に封印されていた実験にも光が当てられました。１９３５年に発表された米コーネル大学、マッケイ教授によるマウス実験です。

カロリー60％に制限したマウス群は、１００％の飽食したマウスの2倍生きたのです。つまり、カロリーを半減したら、寿命は約2倍に延びる……ということです。

◆一日三食は陰謀による洗脳だ

ドイツには、次のような諺《ことわざ》があります。

「一日二食は自分のため。残り一食は医者のため」

一日三食という食習慣になったのは、西洋でも約２００年前にすぎません。日本でも江戸時代後期ですら三食は支配階級の武士社会のみでした。それが明治維新で武士階級が崩壊した後、国民皆兵で軍隊をつくり、一日三食を採用したのです。

その背景には、ドイツのフォイト栄養学の深い罪があります。彼は「栄養に、とり過ぎなどない」と豪語して、過食、肉食を推奨したのです。背後には世界の食糧、医学等を支配する〝闇の勢力〟ロックフェラー財閥などの思惑と大衆洗脳があったことは、間違いありません。

◆食事を半減で寿命が倍に！

食事を半減したら寿命が倍になった！　……研究者たちは驚愕《きょうがく》しました。

しかし、これは発想を逆にすべきです。つまり、理想的な食事量の2倍与えていたから、寿命は半減していた。こう考えるべきです。つまり実験動物も、一方の群は、理想の倍ものエサを与えられていたのです！

自然界をイメージしてみましょう。毎日、三食キチンと食べているのは人間サマくらいです。過酷な大自然では、一日中エサにありつけないなどザラです。それどころか１週間、２週間……とエサに巡り合わないことすらあるでしょう。

だから、大自然（神）は、飢餓に対して、抵抗力を与えてくれたのです。つまり、空腹になればなるほど冴える直感力と行動力です。エモノの些細《ささい》な動きも見逃さない視覚、嗅《きゅう》覚《かく》、聴覚……そして、瞬発力。つまり、空腹という刺激が、動物が本来持つ能力を飛躍的に高めるのです。

それは病気を治癒する生命力や子孫を残す生殖力にも発揮されます。つまり、生命にとって空腹こそが最強の活力源なのです。

一日一食がくれた最大のプレゼント

◆わが一日一食への道のり

私が最初の「水だけ断食」に挑戦したのは20代後半です。

ヨガを勉強して、断食3日目が一番飢餓感がキツイと聞いていたので、それを体験してみよう、と思ったのです。さすがに、若かったので3日目は空腹で眠れませんでした。腹の虫が鳴くというのを、初めて体験しました。胃袋が食べ物を求めて「キューウ……」と切なく鳴くのです。

3日目も終わる頃には、不思議と楽になってきました。きっちり3日経ってから、玄米のお粥《かゆ》をスプーンで少しずつ飲み、あとは梅干しです。塩味の玄米粥が美味しかった。

その後、風邪を引いたときなど3日は食べないで治しています。ひどい風邪でも3日でピタリと治るのが面白い。

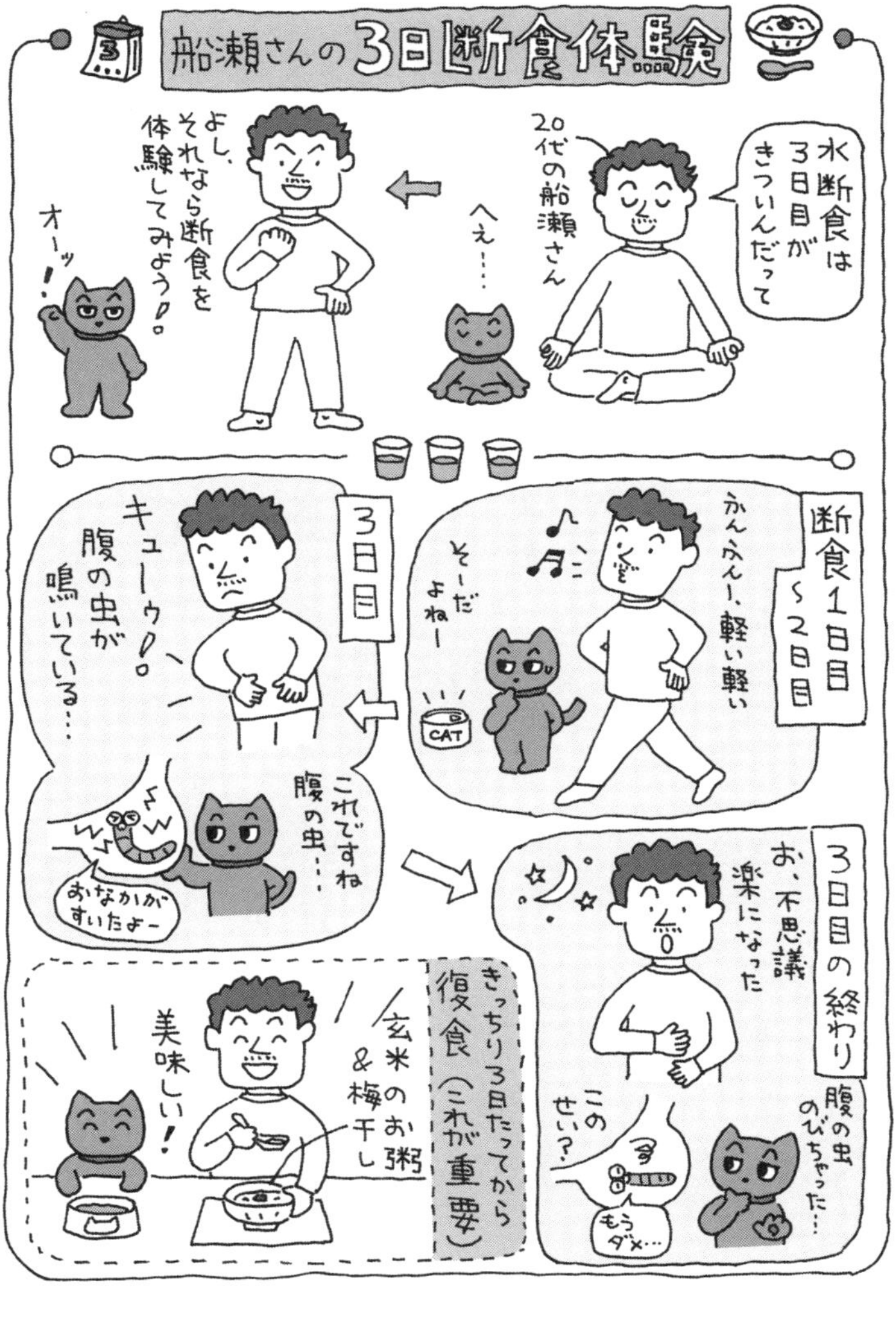

船瀬さんの3日断食体験
水断食は3日目がきついんだって
20代の船瀬さん
へぇ……
よし、それなら断食を体験してみよう!!
オーッ!
断食1日目〜2日目
かんたん、軽い軽い
そーだよねー
CAT
3日目
キューウ!!
腹の虫が鳴いている…
これですね腹の虫…
おなかがすいたよー
3日目の終わり
お、不思議楽になった
このせい?
もうダメ…
腹の虫のびちゃった…
きっちり3日たってから復食(これが重要)
玄米のお粥&梅干し
美味しい!

2年ほど前の夏、大学時代の仲間が数人、埼玉の名栗にあるわが家に集い、家の下手のほうにある名栗川岸でバーベキューを楽しみました。一応、ベジタリアンの私も、このときは九州から友人が持参した猪肉をいただきました。焼き肉を食べるなんて10年ぶりくらい。その後、食べ切れないほど、猪のモモ肉が余ってしまい、生命をいただいたのに捨てるのは忍びない……と、鍋で水煮したものを2日ほど食しました。

すると、3日目の朝のことです。なんと、両足の親指が腫《は》れあがって痛い。「痛風だ!」とすぐわかりました。肉を食べ続けると「痛風」になるんです。自分で体験できたことが、嬉《うれ》しかった。

そこで、完全断食をすると3日目に完璧《かんぺき》に「痛風」は消えました。3日もせずに完治したのです。「痛風」に悩む方にはおすすめです。

◆夜中に目覚め、執筆に連続没頭

一日一食にして、ありがたいのは、ほとんど寝酒をやらなくなったこと。

それまで風呂上がりに飲んでいたビール、日本酒、ウィスキーなどの買い置きが、ずっと余るようになりました。３～４日、酒を飲まなくてもまったく平気です。今は夜10時には床に就くよう気をつけています。「10時から夜中２時までは、生命がリセットされるゴールデンタイム」というのは黒柳徹子さんの言葉。

それまでは、夜12時過ぎまで深夜映画を観たりしていました。12時を過ぎると寝つけなく、寝酒を飲み過ぎ、翌日は二日酔い……ということも。

しかし、一日一食になった今では、夜10時、遅くとも11時には布団に入る。するとアッという間に熟睡。３～４時にはパッと目が覚める。睡眠時間も４～５時間で十分です。

それから執筆にとりかかる。６時間くらいぶっ通しで原稿を書いても、まったく疲れません。この前は、ついに１日１０１枚（４００字詰原稿用紙換算）という新記録を達成。

これだけ作業能率がはかどるのも、一日一食主義のおかげです。二食、三食だと、身体が重く、眠くなって、仕事になりません。この半断食を始めてから、奥歯が浮いて噛みづらいのがピタリと治ったのも嬉しい。「痛風」も然り、炎症などの治癒効果をありありと実感します。それと、20代、30代のときより、60代の今のほうが精力が漲《みなぎ》っていることを実感します。不思議なものですね。

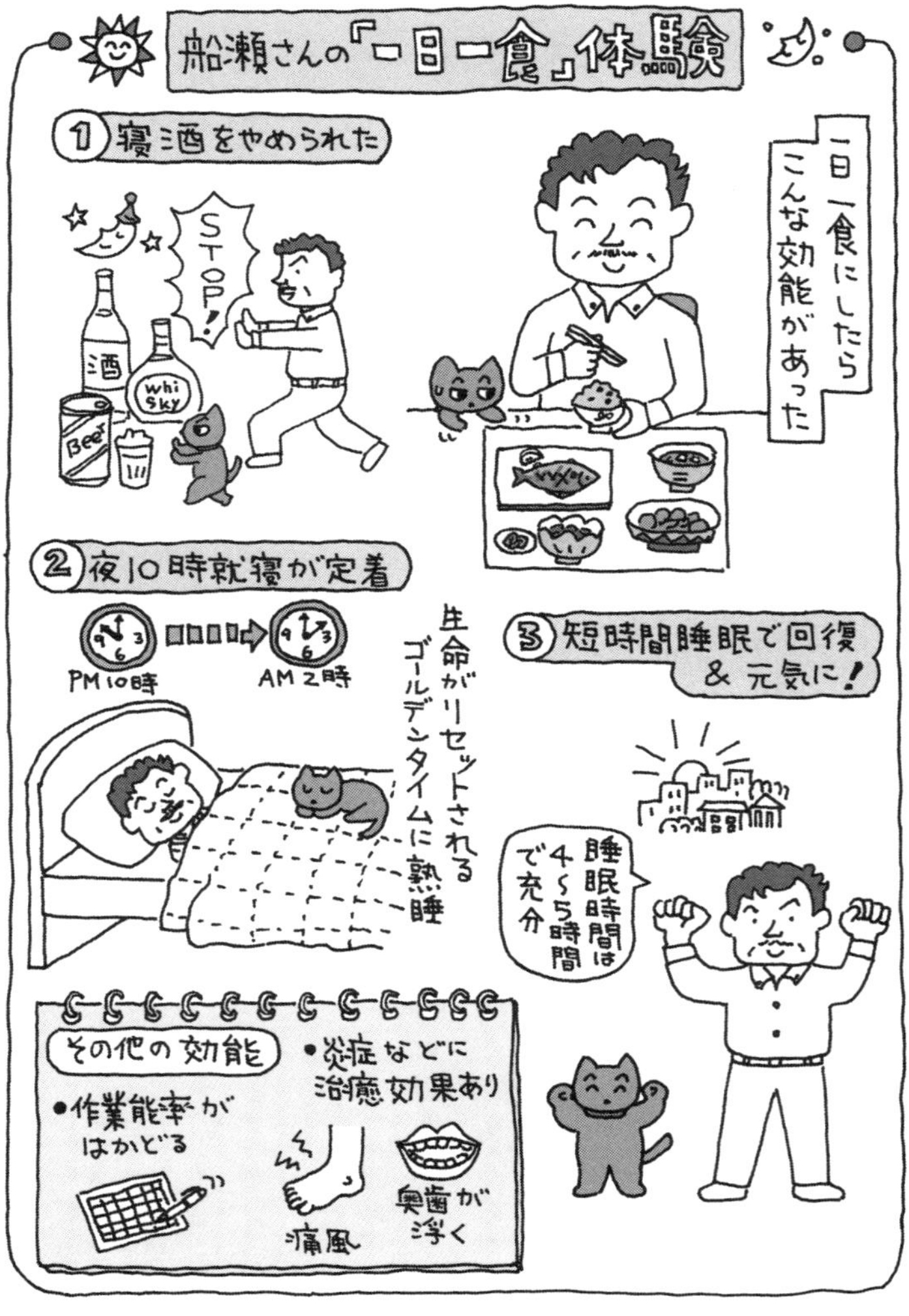

船瀬さんの「一日一食」体験
① 寝酒をやめられた
STOP!
酒
whisky
Beer
一日一食にしたらこんな効能があった
② 夜10時就寝が定着
PM10時
AM2時
生命がリセットされるゴールデンタイムに熟睡
③ 短時間睡眠で回復&元気に!
睡眠時間は4~5時間で充分
その他の効能
●作業能率がはかどる
●炎症などに治癒効果あり
痛風
奥歯が浮く

◆94歳、天寿を全《まっと》うした祖母

私が一日一食にしたのは、そもそも「現代人は食べ過ぎている」との自覚と反省もあります。

九州の田舎で育った私の少年期の食事は、質素なものでした。小学校のときは、肉を食べるのは1年に1回のみ。父が鶏を1羽つぶし、解体して、正月の雑煮用としたのです。家族7人がそれを分け合って食べるのです。私は鶏の足が雑煮のお椀に入っているのが嬉しくて仕方がなかった。その足をすみずみまで残さず齧《かじ》る。その美味しさと至福感は、今でもはっきり覚えています。

小学校4年生くらいのとき、村の天神様のお祭りで、弁当に入っていた豚肉のテンプラ一切れ。ひと口で口の中に脂の美味が溶けるように広がり、「世の中にこんなおいしい物があったのか！」と、うっとり眼をつむったことを覚えています。

そんな粗食でありながら、母方の祖母は9人の子どもを産んで、94歳まで生きました。その長寿の秘訣を尋ねたら「手のひらに載るオマンマをよう噛んで食べたらヨカ」と答えてくれたのです。さらに「息を長ごう吐《は》いたらヨカ」とも……。まさに「長い息は、長生き！」。

現在の日本人は、わが家を含め、当時にくらべて2倍くらい食べているはずです。なにしろ、食卓に溢《あふ》れる食事の量がケタちがい。

だから、一日一食にしても、当時の腹六～八分程度だろう、と思います。

◆「空腹感」は「幸福感」である

一日一食といっても、お昼を食べなければ夜一食になってしまいます。

「お腹が減るでしょう?」

心配そうに訊く人がいます。なるほど、3時、4時頃になると空腹感を覚えます。いわゆる、小腹がすいた、という状態ですね。そこで、何かをつまむ。これが、ほとんどの日本人の食生活でしょう。そこで、先ほどの沖先生のひと言を思い出してください。

「空腹を楽しめ」

「ああ、お腹が減ったなあ。なんて気持ちいいんだろう……」

そう思うと、本当にえも言われぬ心地よさを感じます。

「ああ、ありがたいなあ。生命の力が湧いてくるなあ」

眼を閉じて、その快感をじっくり味わいます。まさに、空腹を楽しむ境地です。

つまり、「空腹感」は「幸福感」なのです。このとき、身体の中には快感ホルモン、エンドルフィンが溢れています。この快感ホルモンは、免疫力の源泉・ナチュラルキラー（ＮＫ）細胞のエサといわれています。この免疫細胞はガン細胞と直接闘うことで有名です。

体内をパトロールし、ガン細胞を捕捉すると、その内部に３種類の攻撃タンパク質を注入して即死させます。人間の体内には赤ん坊からお年寄りまで毎日平均約５０００個のガン細胞が生まれている、といわれます。なのに、どうしてガンにならず健康でいられるのでしょう。それはＮＫ細胞が毎日ガン細胞を攻撃、殲滅《せんめつ》してくれているからです。

つまり、ＮＫ細胞が増えることは、ガンへの抵抗力が増えることなのです。

「一日一食↓空腹感↓幸福感↓エンドルフィン分泌↓ＮＫ細胞増加↓ガン予防（治療）」という流れになるのです。

だから、空腹になると、快感ホルモン、エンドルフィンが出て、幸福感を感じるのが自然なのです。ところが、人類は「食べなきゃ死ぬ」と、教育などで〝洗脳〟されてきたため、逆に恐怖ホルモン、アドレナリンが出て不安におちいってしまうのです。

「食べなきゃ死ぬ」という〝洗脳〟

◆腹が減るとイラつく理由

「アラ、あたし、腹が減るとイライラしちゃうわヨ」

ある奥さんが口をとんがらせます。なるほど、その気持ちもよくわかります。

腹が減ると、なぜイラつくのでしょう。それは、「腹が減ったら、食べなきゃいけない」という先入観があるからです。それは、危機感となります。

つまり、「空腹感」イコール「危機感」と脳が感知するからです。だから、怒りのアラームが鳴る。イライラしてくる。八つ当たりする。身に覚えがあるでしょう。

先ほどの「空腹感」＝「幸福感」とは、えらい違いです。

どうして、正反対のことが起こるのでしょう？

それは「食べないと危ない」という情報が、脳に刷り込まれているからです。

◆「カロリー理論」の深き罪

近代栄養学の確立で、「肉食礼賛」「カロリー理論」はまさに強迫観念となりました。そして、そのことがいずれも近代人を深刻な〝食原病〟に陥《おとしい》れる元凶となったのです。

「食べなきゃいけない」――この強迫観念の根底にあるのがカロリー理論です。私も学校で習いました。食物の酸素と化合する熱エネルギー（カロリー）が人体のエネルギー源である。だから、最低限のカロリーをとらないと、栄養失調で死ぬ。つまり、餓死すると脅しているわけです。それを基礎代謝熱量といいます。

たとえば、成人女性の場合、寝ているだけでも、一日最低１２００キロカロリーを消費する。その分を食物からとらないと死ぬ……といいます。

つまり「食べないと死ぬ」と、学校教育で私たちは頭に刷り込まれてきたのです。さらに、国（厚労省）も「三食キチンと食べなさい」と〝栄養指導〟します。マスコミも「朝ご飯をしっかり食べよう」と推奨しています。

「食べなきゃ死んじゃう」――現代人は、教育やメディアで、頭に徹底的に刷り込まれてきたのです。いったい、だれに？　はっきりいえば、巨大な食糧利権です。

さらに、医療利権です。

「政府や医学界が『三食キチンと食べろ』とうるさく言うのは『キチン』と食べて、しっかり病気になって、しっかり稼がせてください――という〝ホンネ〟が裏にあるのです」

これは『3日食べなきゃ、7割治る！』（三五館）のカバー折り返しに書いた文章です。

次のように続きます。

「ドイツには古くから次の諺があります。――一日三食のうち二食は自分のため、一食は医者のため――」

◆青汁1杯で18年の奇跡

私の知人の森美智代さんは、20年以上、青汁1杯（約50キロカロリー）で生きていることで有名です。お顔はふっくらとして、いつも笑顔を絶やさない。現代のカロリー理論では、最低限必要量1200キロカロリーのわずか24分の1！

2014年6月に、ニューヨークへの講演旅行でご一緒しましたが、飛行機の中でも水以外は一切飲みません。カロリー理論を盲信する人々は、彼女のような存在をどう説明するのでしょうか。

森さんは、ニコニコしながら言います。

「私なんか、まだまだですよ。弁護士の秋山佳胤《よしたね》さんなんか、まったく食べていないで元気で生きていらっしゃるんですよ」

あなたは、絶句するしかないでしょう。

しかし、驚くことはない。じつは、世界中に、まったく食べ物を口にせず、水すら飲まない人々の存在が多く知られているのです。たとえばインドのヨガ行者プララド・ジャニ翁は70年以上、不食不飲の人生を送ってきたことで知られます。

４００人以上の医師で構成されるインド医学会「ＤＩＳＰＡＳ」は、専門研究グループを結成してジャニ翁を徹底診断ならびに観察した結果、その不食不飲、さらに一切の排泄《はいせつ》も行なわないことを証明しています。

じつは、動物のエネルギー系には４段階あるといわれているのです。

①**酸化系**（酸化による熱エネルギー。従来の栄養学）
②**解糖系**（糖分の分解エネルギー。酸素を必要としない）
③**核反応系**（核変換エネルギー。生体内元素転換による例：カリウム40→カルシウム）
④**太陽系**（光合成エネルギー。生命小体ソマチットが光で増殖）

初めて知った！　と、あぜんとなる方もいるでしょう。①②③は、すでに証明されています。④は「人体の経絡《けいらく》に太陽エネルギーが吸収されると、生命小体ソマチットが増殖し、それが赤血球から体細胞に変化する」（森下敬一博士）。

博士は、これを「経絡造血」と命名しています。この光エネルギー説でなければ、不食不飲の人間の存在は説明できません。立証されるのも時間の問題でしょう。

よく遭難事故で「飲まず食わずで奇跡の生還！」などのニュースが流れます。

典型的なのは有名なチリ鉱山での33人の生還劇でしょう。２０１０年8月5日、落盤事故で地底深くに閉じ込められた33人は、事故から69日ぶりに全員、地上にカプセルで救出されました。彼らは衰弱しきっていたかと思えば、ガッツポーズをとるほどに元気だった。48時間ごとにビスケット１枚、ツナ２さじ、ミルクひと口と極めて乏しい水分と食糧をわかちあっただけ、とは思えないほど生き生きとしていた。

彼らの生還も、近代栄養学のカロリー理論を根底から否定するものです。

◆餓死でなく〝洗脳〟パニック死

つまり、「空腹感」＝「恐怖感」は、完全に誤ったマインドコントロールの結果なのです。「恐怖感」は、快感ホルモン（エンドルフィン）の代わりに不快ホルモン（アドレナリン）を放出します。これは、別名「怒りのホルモン」と呼ばれます。毒蛇の３、４倍もの毒を持つとされます。体内を猛毒が巡るのです。ムカムカ気分が悪くなって当然です。

また、その猛毒は体中の臓器や組織を蝕《むしば》みます。つまり、アドレナリンこそは万病の元なのです。

遭難して、餓死した……という悲劇の報告もあります。それは、「空腹感」＝「恐怖感」という〝洗脳〟されたメカニズムで、パニックで身体中に猛毒アドレナリンが巡って苦悶死したのです。だから正確にいえば、餓死ではなくパニック死です。

人間は、いちど〝洗脳〟（ブレイン・ウォッシュ）されると、なかなかそこから離脱するのは大変です。それは、その〝常識〟が、脳という〝コンピュータ〟にインストールされたソフトだからです。

脳をタンスにたとえるなら、引き出しとして挿入された〝先入観〟です。そのシステムにしたがって、生活してきたのです。新しいソフト〝後入観〟を入れるには、先に入れた引き出しを抜かなくてはなりません。しかし、そのソフトに馴染《なじ》んだ生体は、それを本能的に拒絶するのです。

◆ムリせず、気楽に、楽しむ

本人のためを思って忠告してあげると、「デタラメいうな！」とすごい剣幕で怒鳴られることがあります。それまで本人（生体）がしたがってきたソフト（常識）を否定されることは、自らの存在も否定されたことになると〝脳〟が反射的に判断したからです。

一日一食で、長寿遺伝子がオンになり長寿者が増える。すると、政府も困ります。年金を納めるだけ納めたら、できるだけ早くあの世に行ってもらわないと困る。年金制度がパンクするからです。

だから医者もクスリ屋も政府も、「三食キチンと食べろ」と口やかましく言い続けているのです。

私たちが生きるのは健康で幸福で、生命を謳歌《おうか》し、天寿を全うするためです。

そして、幸福な長寿を全うするヒントが少食です。一日一食はその理想といえます。しかし、決意で肩に力を入れるほどのことはありません。

「ムリせず、気楽に、ファスティング……」

軽いノリで始めればいいのです。修行僧みたいに、ガチガチに考えることはありません。どうしても食べたいときは、食べてもいいのです。

「空腹感は、幸福感」……空腹を楽しむ！　前向きに、気楽に、鼻歌まじりで、始めてみませんか？

第2章

やってビックリ！　一日一食

素晴らしい一日一食！「効能」16大ポイント

◆持病がいつの間にか消えていく

一日一食のメリットは、数多くあります。

たけしさんやタモリさんなど有名人が実践しているのも、身体にとって大いにプラスだからです。いくつかのメリットを簡単に整理してみましょう。

①持病が消えていく

糖尿病など、長年の悩みの種の病気が、ウソのように消えていきます。万病は、身体の中にたまった毒素（体毒）で起こります。ファスティングの排毒効果で病気が消えていくのです。

②病気にかかりにくくなる

「風邪を引かなくなった」「インフルエンザにもかからない」そんな体験者もいます。一日一食で体毒を速やかに排出するので、病気を寄せつけなくなるのです。

③身体が軽くなる

体験者が皆、口を揃《そろ》えていいます。だから、朝も寝起きがよくなり、床離れよく、なんでもサッサと率先して動けるようになります。

④疲れにくくなる

身体が軽いので仕事をしていても疲れない。私は6時間くらいぶっ通しで原稿を書いても平気です。気づいたら、それくらい時間が経っているのです。

⑤睡眠時間が短くなる

これも一日一食で、皆、体感することです。ただし、夜10時には布団に入りたい。10時から夜中の2時の間は生命が入れ替わるゴールデンタイムだそうです。寝つきもよくなります。そして朝4時頃にピタリと目覚めます。それから仕事をするので、一日がじつに有意義に使えます。

⑥肌が若返る

これはファスティングによるデトックス効果です。知らないうちに、体内にはさまざまな毒素がたまっているのですが、これらを排出します。「肌は内臓の鏡」ともいわれます。身体がきれいに浄化されると、肌もきれいになるのです。女性の場合、皆から「きれいになった！」「若くなった！」といわれます。

⑦頭が冴えてくる

これも体験者が口々にいいます。脳内のデトックス効果によるものでしょう。記憶力、直感力などが冴えてくるのです。

⑧仕事がはかどる

身体が軽く、疲れにくく、頭が冴えるのだから、当然です。企業なども社内でファスティングや一日一食などを指導すれば、それだけ従業員は健康になり、医療費も節約でき、生産性も上がるのです。

⑨生き方が前向きになる

食べ過ぎで身体が重いときは、何事にも億劫《おっくう》になります。しかし、心身ともに軽くなると、あれこれ考える前に身体が動くようになります。それまで嫌だったことが、嫌でなくなり、楽しくなるのです。

⑩身体が引き締まる

一日一食で、確実にダイエットは成功します。それも、余計な部分が落ちて、健康的なプロポーションになります。「ヒップアップした」という女性もいます。

⑪不妊症が治る

「まさか！」と思われるでしょうが本当です。「空腹感」は生殖能力のスイッチをオンにするのです。「貧乏人の子だくさん」とは、カロリー制限するほど、子宝に恵まれることの証明です。昔から「痩せの絶倫」といわれます。ＳＥＸも驚くほど強壮になることを保証します。

⑫寿命が延びる

カロリー制限で長寿遺伝子がオンになるのです。だから、当たり前です。世界の秘境の長寿村では１５０歳とか１６０歳の超老人もいるそうです。人間の寿命の可能性は、私たちの想像をはるかに超えているのかもしれません。

⑬食費が３分の１

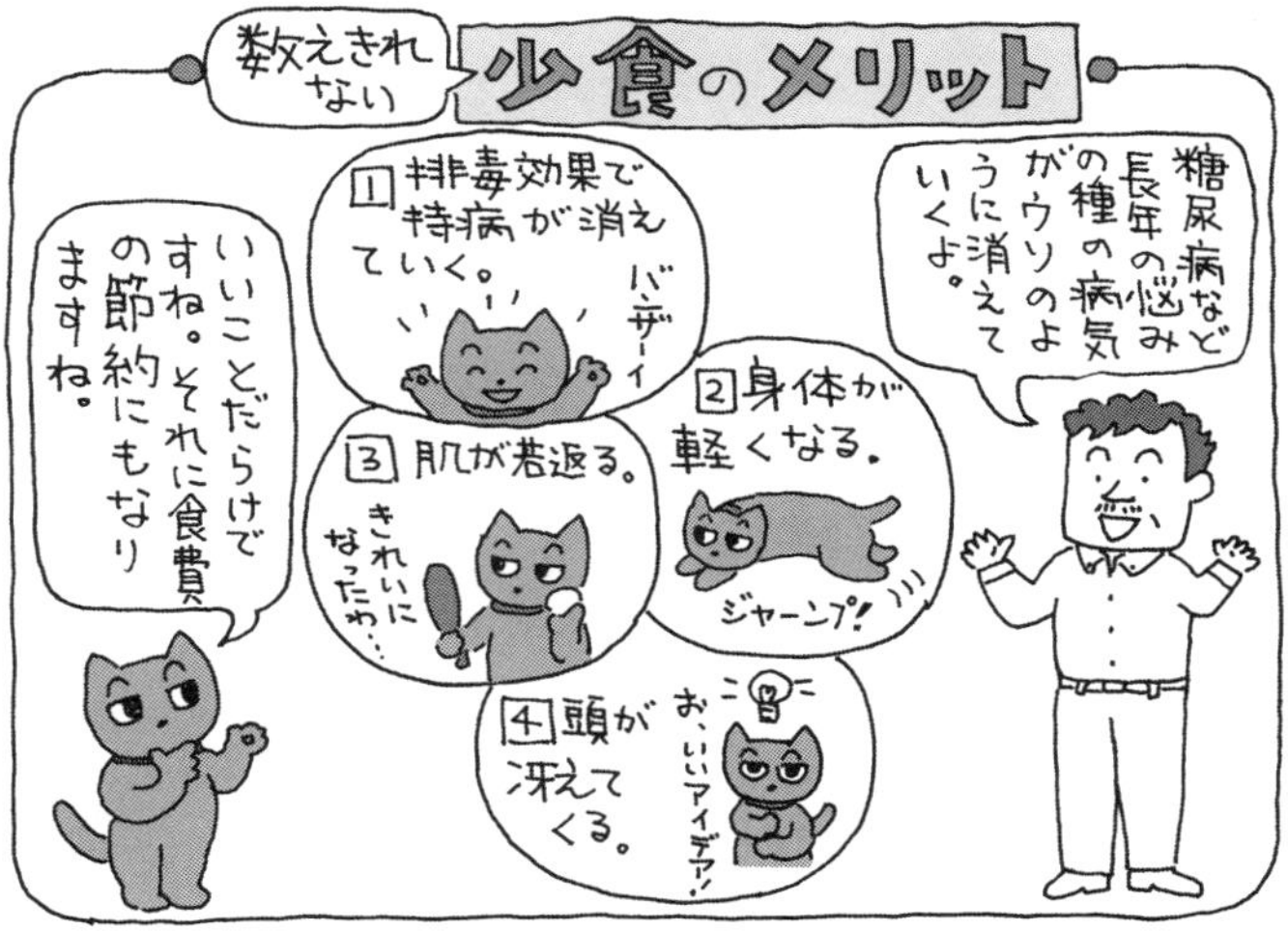
数えきれない
少食のメリット
1 排毒効果で持病が消えていく。
バンザーイ
糖尿病など長年の悩みの種の病気がウソのように消えていくよ。
2 身体が軽くなる。
ジャーンプ！
3 肌が若返る。
きれいになったわ…
4 頭が冴えてくる。
お、いいアイデア！
いいことだらけですね。それに食費の節約にもなりますね。

朝・昼・晩で各々500円をかけていたとします。朝昼抜いて一日一食にすると、1000円の節約になります。「つもり貯金」で貯金箱にチャリンと入れる習慣をつけましょう！　1カ月で3万円。1年で36万円がイヤでもたまります。夫婦でやれば72万円。病気知らずの引き締まった身体になり、おまけにこれだけの〝臨時収入〟。経済難民時代を、一日一食で笑って生き抜きましょう。

⑭買い物、料理も楽

買い物の量も料理の手間も、3分の1になります。お茶碗を洗うのも3分の1で済む。お金だけでなく、家事からも解放されるのです。空いた時間を、趣味や運動など有意義に活用しましょう。

⑮趣味を楽しめる

浮いた食費を趣味に回せば、存分に人生をエンジョイできます。夫婦で温泉旅行や海外旅行、さらに絵画教室など、好きな趣味を存分に楽しみましょう。

⑯感性が豊かになる

デトックス効果で直感力が増し、何事にも深く感動する感性が磨かれます。それは、芸術や創作、学問、哲学などに深い啓示を与えて、人間性の幅と奥行きを広げ、人生を豊かにしてくれるのです。

以上、16大メリットを体感して理解する人たちが続出しています。

講演会などで「一日一食、やってる方?」と尋ねると、100人中7~8人の手があがります。

そして、皆さん、晴れ晴れとした表情で「やってみたら、本当に調子いいんです！」と声を揃えます。ここからは、そんな体験者の声を紹介します。

激しい運動でも心配なし
――体験者の声❶極真空手の師範代

◆ためしてみました、超快調！

一人目の証言者・**廣岡雅裕さん【36歳、身長178センチ、体重58キロ】**は、極真空手の師範代。フルコンタクト（直接攻撃）の極真空手を20歳のときからやっています。メガネに細身の身体。いつもシャイな笑顔を浮かべて物静かな姿は、とても武道の達人には見えません。

『3日食べなきゃ、7割治る！』がファスティング開眼のきっかけになったそうで、久しぶりに会って、肌が驚くほどきれいになっていることにビックリ。断食のデトックス効果を目《ま》の当たりにしました。彼の体験は、初心者の方に大いに役立つでしょう。

◆自宅で1週間断食にチャレンジ

廣岡：一日一食にしたのは、5月末くらい。それまで二食でした。今は1週間の断食明けです。始めたきっかけは『3日食べなきゃ、7割治る！』で、「これはやってみよう！」と。この本はバイブルです。この本をきっかけに甲田光雄先生を知り、またそれをきっかけに一日青汁1杯の森美智代さんに、昨日お会いしてきたばかりです。いつも笑顔で現代の観音様ですね。びっくりしました。

現在は夜一食で、基本的に以前から肉は一切食べないので、一日一食も玄米と発酵食が中心です。できるだけ和食を食べるように心がけています。でも、そこまでガッチリ決めてはいないですけど。

1週間断食をやったのは、僕自身が人前で話す立場なので、断食のことをしっかりしゃべりたいと思ったのです。その前にも三日断食は経験していましたが、それ以上の断食についても自ら体験したほうがいいな、と1週間チャレンジしてみました。

体調の変化は、最初つらかったけど、終わってからものすごく身体が軽くなった。すごく頭がスッキリしましたね。あと、肌が若返りました。

――あなたに会ったとき、肌が本当にきれいだった！　若返っていて、びっくりした。あれはすごい。デトックスなのかな。

廣岡：肌が本当にきれいになりましたネ。女性だったら、もっときれいになると思いますよ（笑）。

いかに知らないうちに毒をためているか。自分では一日二食、玄米などを食べて気をつけていたけど、やっぱり脂肪などに毒がたまっていたんですね。断食じゃないと落ちないみたいですね。本当にデトックス効果だと思います。やってみてわかりました。まわりの人もびっくりしてました。三日断食でも肌はきれいになったけど、1週間断食の後は、より実感しましたね。

◆梅干し、野菜ジュース、すまし汁

廣岡：断食は、すべて自宅でやりました。口にしたのは、朝昼晩で梅干しと野菜ジュースとすまし汁とみそ汁（具無し）の4種類だけ。そのときの気分でどれかを選びました。参考にしたのは船瀬先生や甲田光雄先生の著書です。

――それは、うまいやり方だったね。3日目がキツイでしょう？

廣岡：キツイですねぇ（苦笑）。それを過ぎたら、不思議とお腹が減らなくなりましたね。皆さんがおっしゃるとおりです。

――僕も水だけ断食を3日やったことがあるけど3日目がきつかった。

廣岡：僕は好転反応で2日目、3日目は眠くなっちゃったんです。眠くて眠くて、仕事中は困りました。断食中は、ずっと仕事しながらやってましたから（笑）。仕事仲間も応援してくれました。

――1週間断食は、ちょうど自分でできる期間。それ以上だと指導者が必要ですね。

廣岡：そうですね。1週間やったあとの復食は、玄米粥を茶碗に3分の1くらい。すごくよく噛んで、梅干しと一緒にいただきました。ほんとにちょびっとだけで、すごくお腹いっぱいになる。びっくりしました。急激に飢餓感がくることもなかった。急にお腹いっぱいになって、苦しくなったくらい。

それから、3日くらいお粥で過ごして、一日一食に無理なくシフトできました。ご飯自体は、だいぶ食べなくても平気になりましたね。体重は開始前より3キロ落ちて、その後、1、2キロくらい戻ってきました。

◆不思議と直感が冴える

――あなたは、痩せ型だからね。持病が改善したとかは？

廣岡：僕はとくに持病などはなかったです。ただ、身体が軽くなった。頭がスッキリした。そして、不思議と直感が冴えるようになりました。空手の指導は、今は仕事が忙しいのでお休みしています。僕は音楽活動もやっているので、そこで頭が冴えることが増えたような気がします。心身とも活性化していることを感じますね。

――一日一食で食費が安くなったでしょう？

廣岡：そうですね（笑）。浮いた食費をちゃんとした無農薬の物とか、良い食材に使えるようになりました。玄米菜食がメインですが、実質的には食費は３分の１になりますね。

◆厚労省も栄養学もクレージー

――「一日三食とれ」とか「動物タンパクをとれ」とかいっている今の栄養学については？

廣岡：クレージーだと思いますね。30品目食べろとか。三食腹いっぱいなんて、お金積まれても食べられません。食べたら仕事にならない。その後、眠くなる。絶対ムリです。「朝ご飯をしっかり食べろ」というのも信じられない。

まわりの人にも栄養指導などで伝えていきたい。ある意味、断食とは怖いものでもありますから、もっと勉強して自分の身体で実践して、自分が変わっていく姿をまわりに見せていきたい。「少食っていいんだよ」と自分の身体を通して伝えられればな、と思っています。

一時期、最高88キロのときは一日五食食べてました（苦笑）。でも、身体の軽さと頭の冴えは、今が一番です。当時はいつも眠くて、いくら寝ても身体の疲れがとれなかった。今のほうが疲れはすぐとれますね。睡眠時間も短くなりました。昔は何時間でも寝てたけど、今は、それはなくなった。良いことずくめです！

「食べなくて体力持つの？」と心配する方へ。廣岡さんのような「空手」の師範代でも、断食をしているほうが逆に身体が軽いといいます。激しい運動をするスポーツ選手ほど、本当は食べてはいけないのです。プロレスラーの力道山は試合前日から一切、食べなかったのは知る人ぞ知るエピソードです。「食べると力が出ない」が理由でした。

断食のスタミナ効果は、ボクシング選手が一番よく知っているはずです。厳しい減量で、試合前はまさに断食状態。それで激しいトレーニングを重ねて試合に臨み、10ラウンド以上の打ち合いの死闘を繰り広げるのです。断食中はスタミナがなくなるどころか、逆にパワーアップするようなのです。

30年来の痛風も鎮まった

――体験者の声❷タクシードライバー

◆セカンドライフを満喫中だけど肥満気味……

林政郎《まさろう》さん【67歳、175センチ、77・8キロ】は、私の大学時代の先輩。柔道同好会で鍛えた4段の腕前。子どもたちも自立し孫にも恵まれ、ご本人は熟年再婚で毎日ラブラブと、理想のセカンドライフを愛知県豊橋市で満喫中。

それまでは酒にも強く、交際好きで、体重は84・8キロと肥満気味。おまけに30年来の痛風にも悩まされてきました。そこで、2014年4月、私との再会を機に、一日一食のファスティングを決意。その結果は、なんと約1カ月で5キロの減量成功！　長いお付き合いの痛風も発作なし。このまま自然に消えていきそうです。

◆健康診断でベスト体重になった

林：今、77・８キロだよ。『３日食べなきゃ、７割治る！』を読んで一日一食にしたんだ。奥さんの「無理しないほうがいい」っていう反対を押し切ってやった（苦笑）。

この前の健康診断でベスト体重になったよ。５月に本を買って、挑戦してから１カ月で５キロくらい痩せたね。不思議なんだけど、減量って大変だと思うじゃん。それが、全然。「どこが減ったの？」みたいな感じ。体重は減っているけど、どこが減っているのか、よくわからん。全体的に締まったのかなぁ。

80キロ以上の人で５キロじゃ、見た目はあまり変わらないね。まあ、10キロ近く痩せないと「痩せたね」とはいわれないね。

――朝昼食べずに、夕方に食べてるの？

林：そう。夜一食だけ。でもね、オレ以前から食わないんだよ。前は朝、仕事に出るとき、ハチミツをつけた食パン1枚とバナナ1本。それだけ。それをやめただけなんだよ。それまでも昼は食べなかったからね。朝食べないのが大きいのかなぁ。

——それで、1カ月で5キロ痩せたんだ。仕事してて目が回るってことは？

林：全然ないよ。晩ご飯もこれまでどおりふつうに食べてるし、空腹でつらかったってことはまったくない。

4、5年前に痩せたことがあるけど、そのときはリバウンドがあってね。80キロ切って、「よかった」と思っていたら、リバウンドして最高85キロくらいになった。こりゃいかんと83キロくらいにして、「もう一声」と80キロを切ったのが3年くらい前。喜んでいたけど、また戻って82～83キロになっちゃった。それが2年くらい続いて、そこで君の本に出合ったわけ。「よし！　やろう」と自然に一食にできて、1カ月で5キロ減った。不思議だね。

◆30年越しの痛風も鎮まったまま

――長わずらいの痛風は、どうなったの？

林：痛風はねえ、４月の連休に福岡の同窓会で君に会ったじゃん。あれが〝痛風明け〟だった（苦笑）。飲んだくれて別れた後、あなたの本を買った。

痛風とは約30年付き合ってる。発症が38歳だもん。豊橋で僕の大好きなレイ・チャールズとＢ・Ｂ・キングを仲間と呼んだ。それが俺の痛風元年。７月30、31日の夏のコンサートのとき痛風が出た。以来毎年だよ。

――毎年、決まってやってくる？

林：夏だね。やはり、汗をかくと出る。水分が少なくなるとね。今はビールもお酒も晩酌はしないけど、当時は30代後半で、友達もできて、飲んだくれていた。するとだいたい汗かく頃に決まって出てくる。クスリはあなたの本を買うまでは、まじめに飲んでたけど、それから2カ月、まったく飲んでない。実際の話、飲まなくても関係ないんだね。ただ、尿酸値は科学的に数値が出る。７・０が基準。オレは今、８・５くらい。

――その基準値って、怪しいもんだ。体重と同じじゃん。

林：ウーンッ、そのことはわからない。ただ10超えたらヤバいっていうけど、超えても出ない人もいっぱいいいるね。逆に7・1でも出る人もいる。

――個人差だよ。

林：そう！ こればっかりは、何でかな。よく、わからん。一日一食のファスティングにしたら、今のところ出てないけど、こればかりはわからんなぁ（笑）。

◆人生、カネより「そこそこ」が幸せだ

――クスリにバイバイしたら、あとは早寝、早起きだね。

林：今は早寝、早起きだよ。最近は夜8時、9時には〝愛のファンファーレ〟だぞ。奥様は4時10分前に起きる。僕は、それから1時間くらいガーガー寝て、5時半には起きて、6時には会社に出てる。毎日フルタイムだよ。

――一日一食で身体が軽くなったでしょ？

林：そうねぇ、あまり感じないんだけど、不思議な話、体重計に乗ると5キロ減っているしね。このままいって75キロになったら、これをキープしようと思う。あと、２、３キロ！好調だよ、朝メシ抜いただけで苦労せずに減らせた。

――食わないとアッチが強くなるそうだけど？

林：アッチはもともと強いからなぁ（笑）。隣で奥さん、笑ってるけど。この前も大学時代の柔道仲間が箱根で20人ぐらい集まったんだ。１泊してドンチャンやったんだけど。あなたのいうとおり、体調に個人差がある。もう、うつ病手前というのが２人ぐらい。透析をやってるヤツもいる。そういう人は、それなりに年寄りに見えちゃうな……。いうことや考え方、動作とか、見かけも……。

人間、パーフェクトなヤツなんていないよ。（能力の評価を表す）菱形みたいなグラフがあるだろ？「瞬発力」「運動力」……完璧だときれいな五角形とかになる。みんな、それぞれ３前後だけど、それでいいな。だって、一つだけ「経済力アリ」が５でも、他の「体カ」「健康」が1で、クスリ漬けで髪の毛が真っ白じゃなあ……。

――あなたはいいよね。その歳で奥さんと毎晩愛し合っているなんて。

林：毎晩じゃねえよ。2日おきだよ！（大笑）

性欲、生命力も個人差があることがわかります。

林先輩は、ほんとうに笑顔でおったり、ゆったり生きている。そのおおらかな生き方も大切ですね。

「食べないと筋肉が落ちる」はウソだった

――体験者の声❸ボディビルダー

◆少食なのに筋肉隆々のボディ

田中裕規さん【53歳、身長１６３センチ、体重56キロ】はファスティングのインストラクターで、西新宿の新宿パークタワー30階に事務所を構える「ナチュラルラボ」の代表者。お会いしたとき、小柄なのに筋肉隆々のボディに驚きました。名刺には「ナチュラルラボショップ」「筋肉メガネ」のイラストとともに、「健康である事の喜びと幸せ、感謝を」「子供が食事を選ぶまでは」というメッセージ。

ファスティングを指導するからには、自らも極限まで体験しなければということで14日間断食を実行したそうです。ダイエットから健康管理まで、企業などの団体指導も行なっています。

◆酵素玄米、納豆、ブロッコリー、アスパラ

田中：ふだんは筋トレするので、朝、６時過ぎくらいに軽く食べます。お昼の１時頃には、酵素玄米を食べます。あとは納豆やテンペなど大豆食品が多いですね。それからブロッコリー、アスパラを生で食べます。生ブロッコリーは、すごく美味しいです。基本的にこれが主食です。シンプルです。

トレーニングする日は、朝6時前に小さいお握り1個とバナナだけ。ウェートを上げるのに炭水化物をとっておかないと、身体が重さに耐えられない。カーボニング（炭水化物補給）ですね。トレーニングは1時間半から2時間くらい行ないます。お昼は終わった後にガッツリ食べて、夜はほとんど食べない。これが、ふだんのペース。だから、一日一・二食から一・五食といったところですね。

◆毎日、仕事しながら41日間断食

――いつ頃から始められたんですか？

田中：2年前くらいです。もともとファスティングに興味があって、一番長いときには、41日間、断食をしたこともあります。2013年10月から11月10日までです。

私はもともと断食を教えるのが仕事でした。だから、教える立場の人間がやっているメソッドじゃないと、お客さんに対しての説得力がないと思いました。41日間も、毎日仕事しながらウェート・トレーニングもやったりして、ふつうの生活を送っていました。

――41日間もやった！　小柄だけど、体重は相当減ったでしょう。

田中：そのときで13キロくらい落ちましたね。68キロから始めて55・6キロですね。以前から、5日～10日くらいのファスティングをやっていましたから、まわりも「また、やってんの？　今回は長いね」くらいの感覚です（笑）。

◆食の乱れから家族を守るため

――ボディビル、ファスティング指導に入ろうとしたきっかけは？

田中：小学校1年生の娘がいるんです。子どもの環境を見ると食がすごく乱れている。そんなところから「人を幸せにする」「家族を守る」ために「食」の知識を身につけていきました。元は「食育」を専門に考えていたのです。

「食育」指導のためには、最終的には親を変えなければいけない。親を変えるのに、まずとりこみやすいのがダイエットです。皆さん「ダイエットをしたい」と思って、話を聞きに来る。そういう方々に「これはファスティングの話で、ダイエットじゃないよ」と断食を教えます。「身体の中のデトックス」「身体を生まれ変わらせる」「今まで、食が乱れていたのをリセットする」……。こういう話をすると入り口はダイエットで来た人が、帰りには「断食で健康になりたい！」となるのです。

――なるほど……。

田中：こういう仕事をして「感謝」をいただく。人に感謝されるって、いい仕事だなと思います。面白いものです。「食べない」ことを教えて、自分は生活しているんですから（笑）。

◆背中ニキビ、鼻炎も完治した

――ファスティングで持病が治ったという体験はありますか？

田中：私は、もともと子供の頃から、犬・猫によるハウスダスト、鼻炎、いろいろなアレルギーがありました。そして、ずっと背中ニキビがひどくて、成人してからも悩みの種でしたが、ファスティングを始めたら、それらがピタリと治りました。鼻炎もない。鼻炎は手術まで考えていたのに、です。

――デトックス効果はすごいね。食費も三食食べてた頃より安くなるでしょう。

田中：そうですね。朝はお握りあるいはバナナ1本とか。ほぼ一日一食ですね。夜は、ほとんど食べない。仕事で、会食があるときは別ですけどね。

超少食でも筋肉隆々。ボディビルダーの田中さんは、ほぼ一日一食の超少食なのに、筋肉隆々としています。このことからも「断食すると筋肉が落ちる」というのは迷信だということがわかります。

実際に私も一日一食ですが、二の腕の太さなど、見た人、触った人、ことごとくが驚嘆します。ちなみに私は前著で書いたとおり「一日5秒、筋肉強化法」を実践しています。もし筋肉が落ちる人がいたら、それは少食や断食のせいなのではなく、単なる運動不足のせいです。

糖尿病インスリン注射を1カ月で離脱

——体験者の声❹ 会社社長

◆病院の食事指導に恐怖を感じる

広田正治さん【52歳、164センチ、体重56キロ】は会社経営者。夜の接待が続き、血糖値がドカンと500に跳ね上がり、糖尿病に。入院したら、「三食しっかり食べろ！」という食事指導を受けました。

ご本人は、「これでは死んでしまう」と思ったところで、『3日食べなきゃ、7割治る！』に出合ったといいます。その後、インスリン注射も離脱し、タバコもきっぱりやめました。

一日一食でも不思議に体重は減らず、逆に筋トレで増えたそうです。厚労省や栄養学界やマスコミが糖尿病患者に行なっている食事指導に従えば、インスリン依存になって、合併症になり、クスリが増えて、最後は人工透析です。

一日一食で、糖尿病へも新しいアプローチが可能になるのです。

◆一日一食で、結果的にインスリン注射とお別れ

広田：1年くらい前に糖尿病になり、血糖値がいきなりドカンと約５００まで上がった。即入院したんです。すると、「キッチリ食べなきゃダメだ」とか、「炭水化物は何対何で食べろ」とか、ゴチャゴチャ指導でやられて、「これは、ちょっと違うな」と思った。それで本屋さんに行って、『３日食べなきゃ、７割治る！』が目についた。読んでみると、「アッ、これだ！」とピンときた。それで断食を始めたんです。「これしかない」と思った。

――前著では、インスリン依存型の糖尿病が15名、完治したという実例も紹介していますからね。

広田：倒れたのは1年前、僕が一日一食のファスティングをし始めたのが3月です。僕は、どうしても仕事柄、夜はだれかと食べなきゃいけないことが多い。代表取締役ですので（苦笑）。夜だけフリータイムにして、あとはなるべく食べないようにしました。朝昼食べないで、夜はお付き合いでふつうの食事にしたのです。

――お腹が減って目が回るようなことは？

広田：手が震えたりとか、めまいがしたりというのはなかった。ただ、最初の3日、4日は低血糖でゾクゾクときました。計ると67とかまで血糖値が落ちているわけです。慌《あわ》てて、チョコをバァーッと食べて血糖値を戻しましたね。

その低血糖ショックが2回くらいあって怖くなったので、逆にどんどんインスリンをやめていったんです。最初はインスリンを打ちながら一日一食を始め、結果的にインスリンは1カ月で離脱しました。

食べないで打つと低血糖になっちゃうから、インスリンは食事の前に打つのです。だから一日一食だったらインスリン注射は1回だけ。ファスティングを始めて、最初の数日は低血糖ショックがきました。だけど、数日後に同じインスリンを打ったら、効きすぎて低血糖になっちゃった。5単位だったのを4、3、2……と減らして、1カ月で完全に離脱しました。完全にインスリンは抜け、身体の調子も朝の目覚めも非常にいいです。

病気のときは、合併症がきてたのですよ。手足のシビレです。とくに足にきた。これが

2カ月くらいで徐々に消えていった。その後、病院の検査でもヘモグロビンA1cの数値が今、6・8まで下がっています。この数値は、過去1カ月の血糖値の平均値です。

これならごまかしがきかない。たとえば検査前の日に食事を抜けば血糖値は下がるじゃないですか。これが、たしか6・7超えると糖尿病なんですよ。それが僕14までいきましたから。それで〝大糖尿病〟のスタンプ押されちゃった。

◆ラーメン、チャーシュー、煮卵、ギョーザ、半チャーハン

――自覚症状はあったのですか？

広田：やたら忙しかったので、本当に、完全になめてたんですよ。

とにかく喉《のど》が渇《かわ》いて、夜おしっこに1時間に1度行くようになった。そのうち歩くのがつらくなった。足が動かなくなった。本当に死んじゃう、と思って病院に行ったら、本当に死ぬところでした（苦笑）。

夜は仕事の接待で飛び回ってましたからね。だいたい、お客様と一緒に飯食って、酒飲んで、タバコも吸ってましたから。今は、タバコはきっぱりやめました。お酒も飲んでな

いです。晩酌で赤ワイン1杯くらいです。完全な寝酒ですね。夜は、やっぱり今のところ、1時就寝とかで遅くなりますね。

――トータルで朝昼抜いているから食費はいやでも減っていきますね。

広田：もう、全然、減っています。要は、こんなに食べなくて生きていけるんだ、とビックリですね。いや、本当に、かつては一食で、ラーメン、チャーシュー、煮卵、ギョーザで半チャーハンやってましたから。で、その後にコーヒー飲みながらケーキ食べて、お菓子ほおばって、ジュースは缶ジュースや甘いカフェオレ……。

――それは、糖尿病行きの〝新幹線〟に乗ったようなものですね。

広田：こんなになると夢にも思わず。知らないことは、本当に恐ろしいですね。

――それに、病院治療を受けていたら、さらに恐ろしいことになってた。インスリン依存になって……。

広田：僕もそう思いますね。この本に出合ってなかったら……。医者に「一食にしたい」っていったら、「三食、食べなきゃダメです！」って怒られた。糖尿病患者なのに……。しかも「ご飯を抜いちゃダメですッ」という。「炭水化物はしっかりとりましょう」と。いやもう本当に死んじゃうところでしたね。あの本で「断食」と「食べない」ことの大切さを知り、それからさらに甲田光雄先生の本も読みました。

厚労省が「30品目食べろ」とか、栄養学界が「何カロリーとれ」とかいっているけど、これは本当に恐ろしい犯罪だと思います。糖尿病で、まじめな人が病院の栄養指導のままやっていたら、エライことですよ。完全にインスリン依存になって、クスリが増えて最後は透析ですから……。経費は一人、年間５００万円ですからね。全部、税金です。これは病院の金ヅルのベルトコンベアに乗っかっちゃうようなものですよ。

――世間のとおり律義に一日三食で、病院行きから糖尿病さらに透析という末路をたどる人が増えています。そして、苦しんで死んでいく。食べなきゃ長生きできたのに、まさに無知の悲しさ、くやしさです。

◆医者は平然と殺す悪魔か？　死神か？

広田：糖尿病は合併症が怖いじゃないですか。まず腎臓、肝臓にくるし、目にきたりして、全部それにクスリを打たれちゃう。要はコロッと死ねれば、まだいいですよ。

――壊疽《えそ》で足を切断したりする。

広田：苦しんで、苦しんで、それで最後は死んじゃう。お医者さんって優秀な人の集団のはずですよね。よくそんなことをいとも平然とやっているな、と。ちょっと人間不信になってしまいます。お医者さんもこれで患者を助けられると信じているんですかね？

――優秀な医者ほど、その本質はクスリ供給ロボットですからね。

広田：お医者さんだって、頭がいいわけですから、たとえば書店にあれだけ並んでいる本を1冊でも手に取って読まれたら、そりゃ気づくはずですよね。

――気づいた医者はもう頭抱えて悩んで、逆に怖いから、「まあいいや」とあえて読まないようにして、目をつむってやっているんだよ。そして、自分や、自分の家族にはクスリを打たないという医者が多い。

◆一日一食でも体重は減らない

広田：本のおかげで、インスリンから抜けて、今は一日一食なんて、まったくもって大丈夫です。僕は筋トレやって、おかげで一日一食なのに、ちょっと体重は増えましたね。

――一日一食にしても、ほとんど体重に変化ないでしょう？

広田：ちっとも減らないです。不思議ですね。僕は、もともと太ってなかったんで、まったく減らない。お腹もすかない。

３回も食べちゃうと、血糖値は上がるんですよ。でも一日一食だと、本当にきれいに食後の１時間で２００チョイになって、それからきれーいに下がって、平常値に戻るのです、まったく問題ないです。

――たくさんの糖尿病の方が広田さんの話に希望を持ちますよ。

広田：インスリン打って、栄養入れて、しかもカロリー計算であんなことやったら、アウト！　カロリー主義は絶対、おかしいと思います。一日一食が理想だと思います。

僕は一食は、野菜と肉を炒めて、豆腐に納豆でご飯。ご飯は玄米か麦メシかをほんのちょっとで十分です。

こんな歳でこんなことになったおかげで、恐らく死ぬまで元気でいられると思います。これがなければ医者のいいなりになっていたと思います。

糖尿病の〝権威〟といわれるエライ先生ですら、「糖尿病は治らない！」と平然とウソをいう。これは「一生の間に一人の糖尿病患者も治したことがない」と〝自慢〟しているのと同じ。

あなたは「一生で1軒の家も建てたことがない」と自慢する大工に、家を頼みますか？

空腹で気持ちよくシェイプアップ

——体験者の声❺　カイロプラクティック治療院秘書

◆身体も締まり、ヒップアップ

月１回、開催している私の勉強会「船瀬塾」に参加してくださった**岡島しのぶさん【36歳、１６３センチ、47キロ】**。懇親会までお付き合いいただいて「一日一食です！」と元気に名刺を差し出してくれました。

ご自分もかつてはクスリ漬けで苦しみ、伯父さんはガン治療で〝殺された〟といいます。今は、一日一食で、身体も締まり、ヒップアップ！　その効果に驚いている岡島さんです。彼女のナチュナル・ライフは、ダイエットや病気に悩む若い女性のヒントになるでしょう。

◆空腹のほうが気持ちがいい！

岡島：一日一食を始めたきっかけは、去る6月14日、カイロプラクティックの師匠の断食道場を訪問したとき、私も水だけで40時間の断食を体験したことです。それで「食べなくても全然、大丈夫なんだ！」と気づき、さらに、身体の変化を知ることができたのです。

もともと私、一日二食だったんです。朝ご飯は食べてないですね。その師匠も私と同じで一日一食か二食で、「お腹がすかなければ食べない」という人だったんです。

たまたま、そういう場所があるから、皆でやるかと始めたのが断食道場だった。カイロプラクティックの仕事以外に、いろんな方法があると「やってみよう！」と実行するタイプなので、その一環ですね。

——今は、一日一食になった？

岡島：そうですね。今は、付き合いで夜などに食事に行くこともあるのですが、「食べたい」とあまり思わなくなった。空腹のほうが気持ちがいいです。グルグル鳴っているお腹を触って「ナーンデ鳴っているんだろう？」と考えてみるとか、そういうのがちょっと愉しくなってきました（笑）。

◆「めまい」「空腹感」を観察

岡島：私の今の食事は一日一食で、昼か夜のどっちか。野菜が中心ですね。欲する物が野菜なのです。

私、お肉を食べると下痢するんですよ。肉は食べたいとも思わなくなりました。

三食しっかり食べてたのは、たぶん2、3年前までで、それから朝ご飯は食べていません。最初は忙しくて食べられなかったのですが、それでもすぐに平気になりました。その後、「ま、耐えられるな」と思って一日一食になりました。一日一食だと、だいたいは夜になります。何を食べても美味しいですね。

最初は、お腹がすくとフラフラになることもありました。よく「めまいがするときは糖分をとるといい」というじゃないですか。でも「めまい」とか「空腹感」を「どういう状態なんだろう？」と観察するようになったんです。「何が起きて、どういう状態だとヤバいのか？」「どういう状態だと大丈夫なのか？」……自分の判断力を培《つちか》っているのです。

手が震えるなんて一時的な低血糖ですけど、今はないです。

——それを医者はすぐ「食べろ!」というけど、身体がすぐに慣れていきますよね。

岡島:ハイ。慣れます。1回、風邪を引いたのがきっかけでした。お腹がすいていても、やっぱり風邪の症状で食べられなかったんです。それがきっかけで、たぶん、ふっきれたんだと思います。「ああ……食べなくていいや」って。「そういう場合じゃない」って、フフ(笑)。

◆ウエストが締まり、腰回りの筋肉がギュッ

岡島:でも、強迫観念で「お腹が減ったら食べなきゃいけない」という人が多い。うちの両親がそうです。私の体重は好きなだけ食べていたときはマックスで54キロくらい。今は47キロくらいです。スリムでいい身体になった。そしてビックリしたのはお尻が上に上がったことです。これ、何の効果か、わからないんですけど、こんなことがあるんですか?

——体が引き締まるわけですよね。

岡島：プロポーションがよくなるんですね！　ウエストが締まってきました。腰回りの上の筋肉がキュッと上がっているのが、けっこう印象的。不思議ですよね。ウエストなど余分な肉は落ちて、ヒップは逆に張ってきた。

――これまでの持病がファスティングで改善したというのはありますか？

岡島：10年くらい前に過食症だったんですよ。体重は56キロとそんなになかったです。吐くということはなくって、ただ食べてるだけの過食症だった。

今、断食をしていて、「ああ、そんなに食べる必要はないんだ！」って、気づいた（笑）。「食べなくって、平気じゃん」って感じです。まわりの人からは「食べないで大丈夫？」なんていわれます。会社の人にいわれることが多い。他にも「健康診断を受けないのは非常識だ」とか、「ガン検診は当たり前だ」とか……。

私は船瀬さんの本を読んでいますから、「何いってんの、この人」と思いつつも、「そうですねぇ」と流しています。

◆「私、栄養士なんです！」

――3回を1回にしたら、食費はいやでもガクンと減る。単純計算で朝昼500円だと1000円ですよね。

岡島：減りました。食費以外でも、食べるということに全然、執着しなくなったので、自分の趣味とか、今やっていることに集中できますね。お金、買い物、料理の手間が省けます。

一番感じるのが料理ですね。食べる物が、本当にシンプルになってきました。たとえば、野菜を買ってきてもそのまま食べる。切って、盛るだけだから、フライパンを使うことなど、ほとんどない。使ったとしても、ゆでるナベとザルくらいですね。フライパンはお肉を焼くということがなくなりましたから使いません。

そのほうが素材の味がして、美味しいなって思います。オリーブ油とお塩で立派なサラダになりますよ。塩、最高です。あと、お味噌と母の漬けた梅干しですね。フフ……そんな食生活です（笑）。

——「三食しっかり食べろ」という考え方については？

岡島：私、ちなみに栄養士なんです。学校卒業して、資格だけ持っている。でも、学校を出てよかったなと思っています。その理論がおかしいな、というのがわかるんですよ。ネズミのタンパク質の実験とかをして、骨に与える影響とか検証したんですけど、個体によって絶対差があるはずじゃないですか！　なので、「そんなことしても無駄じゃないかな？」「たんなる動物虐待じゃないかな」と当時から思ってました。

◆やってみりゃ、いいじゃん！

——厚労省、栄養学会は反面教師としてよかった？

岡島：そうです。今では母が糖尿病になりかけていて、糖質制限とかしているけど「バカじゃないの」といってます（苦笑）。一日一食にすれば、糖尿病になりようがないのに……。なんで、そんなことをしているんだろう？

——糖質だけを制限して、肉など他のものをガンガン食ってたら、逆に危ないよ。

岡島：そうですね。バランスが壊れるから。
だけど、まわりは「一日一食なんてトンデモナイ！」という反応ばかり。「栄養失調になっちゃう」とかいう人が多い。「やってみりゃ、いいじゃん」という話ですよ。たしかに体重は減るんですよ。ただ、減ったとしても、別に死んでないですよね。私も元気ですし。エヘヘ（笑）。

――甲田カーブといって、体重がグーッと減っても、半年くらいからグーッと元に戻っていく。青汁1杯の森美智代さんのようになる。

岡島：「食べる」っていうことと、「生きる」ということが、なんか直結しない。一日三食食べることが生きることじゃない。本当に大切なことは「生きる」ことを充実させること。そう思ったのが断食の体験でした。
次は「三日断食」に挑戦しようかなと思っています。

――気楽にやればいいんだよ。

岡島：おっしゃるとおりです。皆さん、すごい大変なことって思い過ぎているかもしれない。

◆伯父はガン治療で殺された！

岡島：『３日食べなきゃ、７割治る！』には、少食で不妊が治るという話が出てますけど、私の友人で不妊治療をしている人がいます。排卵治療をしています。彼女にも教えてあげようかな。

――不妊治療に２００万、３００万円使ってクレージーだよね。ホルモン療法で、さらに身体もひどくなっちゃう。

岡島：そもそも私も生理不順で、病院にかかって、お尻に注射打たれたり、排卵促進剤を飲まされたりとかしていました。その後、生理のたびに胃薬とか生理痛のおクスリとかなんだかんだで、４、５種類飲まされた。それを5、６年飲まされ続けたんです。知らなかったんですけど、危なかったです。

——それは、体内にたまっているから断食でデトックスだな……。

岡島：そしたら、クスリのアレルギーで一切、鎮痛剤が飲めなくなったんです。

——身体の最後の拒否反応だ。

岡島：そうなんですか？　それでこういうことにたどり着いたんですね。

うちの父親は初期の直腸ガンで、手術をして助かっているんです。でも最近、5年目の検査を受けようとしている。それを阻止している最中なんです。「やめて」って（苦笑）。

船瀬さんの本を送ったんですよ。

父は63ですが、父の兄がガン治療でまさに〝殺された〟んです。超猛毒の抗ガン剤を弱った患者に打つ。悪魔としか思えないですよね。ちょっと元気になった伯父に対して「抗ガン剤が効いたから」といって投与を続け、最後、胃を全摘したんですよ。それで、結局は死んじゃったんです。

ただ伯父にとっては、その医者が神様だったんですよね。だから、私、悔しくてしょうがなくって。結局、生命もとられ、お金もとられたんです。それを知らないんですよ、みんな。

――悪魔の口の中に自ら飛び込んでいくようなものだ。

岡島：そうです。怖いですね。私もクスリの害でこうなったから……。少食・断食のチカラを私、広めます。

…………………………………………………………………………

一日一食にすると、世の中の常識のおかしさ、医療の悪魔性の恐ろしさが、ハッキリ見えてきます。教育は〝狂育〟であり、テレビ、新聞は〝洗脳〟装置であることも、ハッキリわかってきます。

医者も認める一日一食

――体験者の声❻ 救命救急医

◆明朗快活な救命救急医

次に登場するのは現役の医師です。**米田高宏医師【47歳、181センチ、70キロ】**は、私の著書を熱読してくださる支援者のお一人です。北陸の総合病院で救急部長を務める、明朗快活な救命救急医。

２０１４年1月、私の講演会にわざわざ駆けつけてくださり、お互い意気投合しました。６月に北海道旭川市でお会いすると、お顔も身体も引き締まって、若返った印象。理由を尋ねると「一日一食にしたら、じつに調子いいんですよ！」と、こぼれるような笑顔です。私は誠実な彼に、これからの医学界の地道な改革を期待しています。

◆まるでキツネにつままれたよう

――先生のような一日一食の人が、驚くほど増えています。講演会で「手をあげて」というと、７、８人くらいあがる。みんな「調子いい！」といっています。

米田：ああ、そうですか。やっぱりですね。私も結果的に一日一食になって、メチャクチャ調子いい（笑）。

――みんな、キツネにつままれたみたい。「食べなくって平気だって、はじめてわかった」って、口々にいってる。

米田：本当にもう、今もキツネにつままれたようなものです。今までの栄養学ではね……。

――栄養士さんで、栄養大学を出て、資格をとっている人が「資格をとったのが逆によかった」といってます。「何が間違っていたか、全部わかりました」と。

米田：そのとおりですね。遠回りはしましたが、「何が間違っていたか」は、私も同じ思いです。一日一食は、私もぜひすすめたいですね。

◆一日一食は排毒・解毒の健康法

——万病を治す健康法といえるでしょう？

米田：そうです。万病が治りますね。一番嬉しいのは排毒、解毒体質になれることです。嬉しい。

——インプットがないから、アウトプットで、どんどん出ていく。

米田：そうです、そうです。現代はどれだけ気をつけても入ってきます。水や空気からも、知らないうちに入る。それが怖いんです。やはり、解毒、排毒が一番です。

私もそれまで、一日一食など、まったく知りませんでした。私は独自に、「大切な天然のミネラル、ビタミンをしっかりとればカロリーは不要だ」と実践していたのです。でも、一日一食になったのは、『3日食べなきゃ、7割治る！』に出合ってからです。

今までの食事は、本当に三食でした。結婚して妻と、子どもが2人います。食事は妻の手作りです。

今は、朝、味噌汁一杯。昼食べずに夕食一食です。あとは天然のサプリメントをいただいて、それくらいです。夜はふつうにいただきます。でも、先生方と会食するときは、一日二食になることもありますけど……。

――僕も親父の17回忌で九州に帰省したときは三食になっちゃった。妹の手作り料理を無理して食べたら具合悪くなった（苦笑）。

米田：私も三食食べた日には、本当に具合悪いです。

――先生は、一日一食にして、最初はお腹減りました？　フラフラしました？

米田：じつは、私は自然に一日一食になりました！　三食、食っていた胃がもたれだしたんです。そして、気づいたのは「お腹もすいていないのに、時間どおりに食べていた」ということです。お腹がすいてないのに朝食べる、昼食べる。気づいたらお腹が減ってないのに食っていた。それがもたれる原因だった。それまではいろんなジャンクフードも食べていましたから、あれで食欲中枢がマヒしてたんですね。

——香りとか味で、ごまかされた。

米田：そうそう、そのとおりです。完全に天然の自然食に切り換えてから、まったくお腹がすかなくなった。生まれながらの正常な身体にリセットできたのかもしれない。

◆お腹が減って「気持ちいいなぁ」……

——お腹が減っても空腹を楽しむ。「空腹感は幸福感」と僕はいっている。

米田：(笑)ふつうの方は、みんな信じられないでしょうけど、気持ちいいですよ！　グーグーとお腹が鳴って、なんか嬉しい、って感じで気持ちいいですね。「ああ、お腹が減ってる。気持ちいいなぁ……」って感じです。読んでいるだけでは、きっとわかりません。実際に体験しないとね。

——この前、北海道でお会いしたら、すごく若返っていて、身体も締まってましたね。

米田：健康セミナーをやっている全国の会場でも、「数カ月前より、若くなった！」といわれます。身長181センチ、一日一食にして体重は70キロです。一日三食のときは、マックス87キロありました。「締まって」「若返った」というのが、嬉しいですね。

◆インフルエンザにもかかれなくなってしまって…（笑）

——調子が悪いところが治った、ということは？

米田：インフルエンザにもまったくかからなくなったし、風邪も引かなくなりましたね。医療従事者がインフルエンザにかかると、強制的に7日間休まされるんですけど、いっさい休むことができなくなった。逆に困っております（苦笑）。

持病は、それまでなかったのですが、やはり、年に1回はインフルエンザか、あるいはインフルエンザ並みのすごい風邪を引いてましたね。必ず年に1、2回引いてました。大病をする前の警告だった、と思います。

私は今、インフルエンザの患者さんは、マスクをつけないで、わざと1メートル以内で診察するようにしています。自分で人体実験ですね（笑）。

◆厚労省は本当に国民のことを考えているのか？

――厚労省は、一日きっちり三食、30品目食べろといっている。

米田：厚労省の役人は本当に国民の健康のことを考えているのでしょうか？　中には正義感のある人もいるかもしれませんけど、たいていはダメですね。

――女性の場合、１２００キロカロリーが「基礎代謝量」とされています。これを切ったら、横になっているだけでも餓死するなんてカロリー理論はひどいでしょう。

米田：実際、僕たちはカロリー理論を習ってきて、それを当たり前だと思っていたので、今、これだけの少ないカロリーでここまで健康な身体と若さを維持できることにびっくりしています。一日１８００キロカロリーも食べてないですよ。それなのに、体重もピタッと落ちなくなります。70キロで、今のところピタッですね。これがたぶん私の理想体重だと思います。だいたい、大学生の頃71キロとかでしたから。

――森美智代さんとニューヨークを回ったんだけど、一日青汁１杯でした。後は水しか飲まないでニコニコしている。飛行機の中でキャビン・アテンダントが「お腹のクスリをお持ちしましょうか？」と心配していた。

米田：余計なことするな！（笑）

――旭川で別れた後も、皆で「米田先生って、爽《さわ》やかで、若々しくてすごいね」といってたんですよ。ファスティングをともに広めていきましょうね。

米田：全国で広めていきます。ありがとうございました。

…………………………………………………………………………………………

現代の医学教育は「断食は餓死する！」。ただ、それだけです。

ところが学界は「断食は、ガン治療にベストの方法だろう」というレベルに達しています。それは〝メスの要らない手術〟として絶賛されているのです。ファスティングが21世紀、医療の中枢になるのは間違いありません。

医療の世界でも、生き残るのは米田先生のように断食体験をした先進的な医師のみでしょう。

53日半断食（！）をクリア

――体験者の声❼ 医療研究家

◆千島学説との出合いをきっかけに

徳永秀晃さん【38歳、身長168センチ、体重53キロ】は気鋭の医療研究家です。得意のネット検索能力を駆使して、隠蔽《いんぺい》された膨大な量の資料を発掘、現代医療の深い闇を切り開き、光を当てています。彼は20代の頃から、独学でパソコンを極め、ソフト開発などに取り組んでいます。

彼も20代の頃に53日間の半断食を体験しています。人参ジュース、青汁などしかとらず、達成したそうです。また、水だけ断食も2週間実行。

断食に興味を持ったのは、千島学説との出合い、甲田光雄医師の少食健康法を知ったことがきっかけといいます。

◆千島学説に感化され断食チャレンジ

――自ら断食を実践されてきたそうですね。

徳永：20代のとき、半断食を53日間やったのが、最初ですね。口にしたのは人参ジュース、青汁、それに黒砂糖をなめたり、寒天を食べたりしながらでした。「これはいける」と確信して、その後も、天然塩と水だけの「水断食」を２週間やりましたね。それ以外にも、３日くらいの断食は、何度となく経験があります。これらは自分の家でやったのですが、それ以外に断食道場でも２週間くらいやりました。このときは断食期間１週間、復食期間１週間で、計２週間です。

――若いのに、自分から断食を実践する人は珍しい。きっかけは何でした？

徳永：興味を持ったのは千島喜久男先生の本とか、甲田光雄先生の本からです。ガンも不妊も慢性病も、その他、多くの病気が断食で治ると書かれていましたし、「これは、いずれ病気になったときのために、やっておかなきゃいけないな」と。

とりわけ千島学説との出合いは、私の医療観、世界観を根底から激変させました。断食療法に目覚めたのも千島先生のおかげです。その頃から「この世界は利益構造のために、ニセの医学理論や〝大衆洗脳〟が行なわれており、ダマされている」ことに気づいたのです。医療利権も教育も国家も同じです。その本質に気づかされたのも千島先生の本です。

◆飢餓感で大変なのは最初の数日だけ

――実際に、断食にチャレンジしてみて、どうでした？

徳永：一般的に、「断食は時間が経つにつれ、飢餓感が増幅して、２週間も食べないと、飢餓感でおかしくなって死んでしまう」などといわれます。でも、実際にやってみると全然違います。

断食すると最初ほど飢餓感が強くて、時間が経つほど、お腹がすいたという感覚はなくなります。体重が減るスピードもおだやかになります。飢餓感で大変なのは、最初の数日だけです。半断食を53日やったときは、数日は飢餓感でけっこうしんどかったですよ。でも、10日くらい過ぎてからは、その状態が快適にすらなってきました。ただ、最後の頃は約52キロの体重が37キロになったので、これ以上は続けると危ないのだろうと思ってやめたわけです。

――本当は指導者のもとでやるべきだけど、よく自制して続けたね。

徳永：最初にやったときは、我慢して続けたわけではないのです。53日間もやるつもりなんて、まったくなかったです。後になるほど快適になってくるので、食べる気にならなかっただけの話です。それで、長い間続けることになりました。人間が、そんなに長期間、平然と耐えられるとは思ってもみませんでしたね。やってみたら、そんな感じです。

◆断食中に何十キロもの自転車旅行

徳永：2週間の「水だけ断食」は、もう断食を何度も体験していたので、それほど苦痛なくできました。そのときは伊豆半島を自転車で旅行していたのです。その身体で、1日何十キロも走ったのです。

――すごいね。断食からあなたが得た教訓は？

徳永：断食を怖がる人もいますよね。だけど、断食の障害の80％程度は「身体が弱るんじゃないか」「死ぬんじゃないか」「健康に悪いのでは」という思い込みの壁だと思います。それは「輸血しないと死ぬ」「ガンを放置すると分裂して無限増殖して死に至る」などの〝洗脳〟と同じです。クスリや食料を売るビジネスモデルのために構築された、現代社会の〝洗脳〟です。実際の生理学とは無縁の〝思い込み〟の世界なのです。

現代医学の世界は、大衆に「あること」を強く思い込ませておくことにより、ビジネスが成り立っているからです。「人間は食べなきゃ死ぬ」というのも、その一つです。

あとで知ったのですが、千島学説の理論を応用して断食道場をやっていた加藤清さんという方はかなりの反響を巻き起こしていたのに、国家権力により弾圧。ご本人は亡くなってしまいました。そのまま、もし続いていたら、日本のガン治療は変わっていたかもしれません。現代医学の圧力で潰《つぶ》したのなら残念なことです。

◆ガンは血液の汚れ、断食で排泄できる

――千島先生や、弟子の森下先生は、ガンは血液の〝浄化装置〟といっているね。

徳永：ガンは、血液の汚れが一部に集まって〝延命装置〟となったもの、といわれていますからね。断食なら、毒素だけを排泄することができます。あと、火傷《やけど》をしたときなどでも、断食をすると、ものすごく早く、きれいに治るそうです。断食すると自然治癒力が全開になるんですね。現代医学は、こんなことは巨大なドル箱が崩壊しますから、絶対に認めない。加藤さんの断食道場を潰したときのように、代替療法は毎回潰して、国民を残酷な〝医猟〟に追い込んでいる。それが、この社会の本質だと思います。
ただ、最初から私のように、自分だけで長くやることは、おすすめできません。長期に及ぶ場合は、まず断食の本を読んで、断食道場で体験されることをおすすめします。

ファスティング（少食、断食）を医学的に理解するためには、ここで登場する千島・森下学説を理解することが不可欠です。しかし、半世紀以上も前から、医学界は、この説を徹底攻撃し、歴史から抹殺してきたのです。そして、断食理論が判らず途方に暮れている。まさに、自業自得です。

＊

以上、一日一食体験者の声は、「食べなくても平気なんだ!」という驚きばかりです。そして、一様に「身体が軽い」「調子いい」「理想体重になった」と喜びを隠しません。

それに対して、厚労省や栄養学界の「一日三食、30品目きっちり食べろ」という〝指導〟や、カロリー理論には、「クレージー」「犯罪的」「ふざけている」と呆れ果てた声と怒りが噴出します。それは、栄養学だけでなく、現代医学全体にもいえることです。

〝洗脳〟された家畜であることを拒否して、自らの生き方に目覚めた方々に共通するのは、明るい笑顔と、若々しいハリのある声でした。

第3章

食べない人は、なぜ長生きなのか？

食べるの半分で、2倍長生きできる

◆「少食」こそ「長寿」の必要条件

『一日一食』（ビジネス社）という本があります。

副題は「40歳を過ぎたら、食べなくていい」。著者は、石原結實《ゆうみ》医師。さまざまな自然健康法の指導でも著名な方です。

帯には「『食べない』コツ教えます！」「『少食』こそが『長寿』の必要条件！」。石原先生も、医師の立場から一日一食主義を提唱しているのです。

その理由は「『少食』こそが、『長寿』の必要条件をすべて満たしている」からです。

海外の研究者も、断食（ファスティング）の効能を特筆しています。

「断食すると、皮膚の若返りがとくに著《いちじる》しく、シワがとれ、シミ・ソバカス、発疹、噴き出物が消えていく」（仏、ド・ブリーズ博士）

「断食により皮膚は若々しくなり、色つやがよくなる。この皮膚の若返りは表面には見えない身体全体の若返りの表れである」（米、シェルトン博士）

これらは、すべて長寿、長命に至る福音です。

逆にいえば、飽食こそは短命の近道といえます。「食い納め」とは、そこから来た言葉なのでしょう。

◆あらゆる動物の寿命が延びる

カロリー制限すると、寿命が延びる……！

この不可思議な現象に注目した学者たちがいます。抗齢学（アンチエイジング）の研究者たちです。彼らは、世界各地で独自に、カロリー制限と寿命の実験研究に没頭したのです。その実験対象は、単細胞の酵母菌や原生動物（ゾウリムシ）から、ミジンコ、虫（クモ）、さらには哺乳類のラット、サルにまで及びます。

その実験報告の一部を紹介します。

それは、自由にエサを食べさせた群の量を１００％として、別の群では食べる量を適度

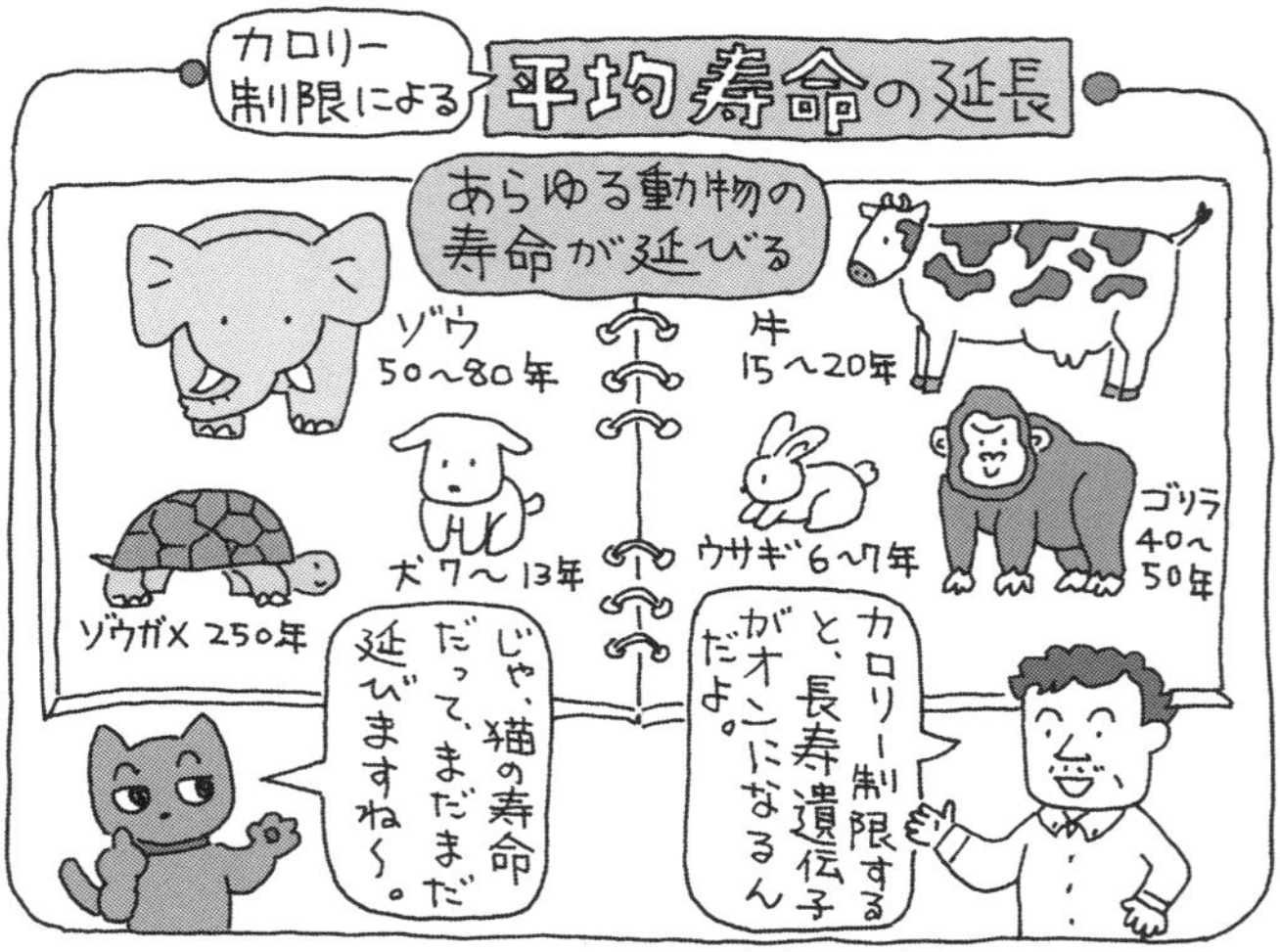
カロリー制限による
平均寿命の延長
あらゆる動物の寿命が延びる
ゾウ 50〜80年
牛 15〜20年
犬 7〜13年
ウサギ 6〜7年
ゴリラ 40〜50年
ゾウガメ 250年
カロリー制限すると、長寿遺伝子がオンになるんだよ。
じゃ、猫の寿命だって、まだまだ延びますね〜。

に制限したものです。すると、少食群のほうが、例外なく長生きしているのです。

「少食」の延命効果は、①原生動物1・9倍、②ミジンコ1・7倍、③クモ（虫）1・8倍、④ラット1・4倍、⑤SAMP1・1・4倍……。

ここでいうSAMP1とは「遺伝子的な早老症ラット」です。それでも、やはりカロリー制限で1・4倍も寿命が延びているのです。

◆腹七分のサルは2倍の生き残り効果

その他、少食の長寿効果を立証する実験は数多くあります。

▼**ミミズ：**繁殖させる実験で、1匹だけ隔離して周期的に断食させた。すると、他のミミズにくらべて、19世代分も長生きした（英、生物学者、ハクスリー）。

▼**昆虫：**ある種の昆虫は十分なエサを与えると寿命は3～4週間。しかし、エサをかなり減らすか断食させた昆虫は、活性、若さを少なくとも約3年も保ち続ける（米、シカゴ大、C・M・チャイルド）。

▼**サル：**人に近いサルの実験でも、カロリー制限ザルは2倍生き残った（アカゲザルとリスザルによる実験）。60匹を（A）（B）2群に分けて、（B）群にはエサを腹いっぱい食べさせた。（A）群は、その70％カロリーの少食群とした。15年間、観察を続けた結果、（A）群（少食組）の死亡率は（B）群（飽食組）の2分の1だった（アメリカ国立衛生研究所、M・レーン、D・イングラム、G・ロスら）。

腹七分でも、たらふく腹十分食べたサルより、2倍も生き残り効果があったのです。「少食」のアンチエイジング効果は歴然です。

この（A）群（少食組）のサルたちに共通してみられたのは「男性ホルモンが減らない」という現象です。

このホルモンはＤＨＥＡ‐Ｓと呼ばれ、副腎皮質でつくられます。別名〝若返りホルモン〟。少食健康法で有名な甲田光雄医師によれば「このホルモンは、加齢にしたがって減っていくのがふつうですが、この少食サルたちは減っていない。このホルモンは、若返りとともに、免疫力も増強する作用があります」。

つまり、腹七分でも「精力、免疫力を増強する」。ファスティングしたら性欲、精力とも、驚くほど強くなったという体験談も多い。そうした要因の一つは、この男性ホルモンが増えたからではないでしょうか。

一日一食、ガンも防ぎ、ボケも防ぐ

◆三食ではキッチリ、ガンになる!?

一日一～二食にするだけで、ガンも大幅に防ぐことができます。

「実験動物（ラットなど）をカロリー無制限（エサと水を無制限）で育てると、２年間で急激に体重が増加し、老化が急速に進行し、老化関連の疾患が始まり老衰する」

これは、１９９８年10月、米バージニア州で開催された「抗齢学会」での報告です。

そこで注目すべきは25～40％のカロリー制限でも、老化、肥満、ガン、糖尿病、冠状動脈疾患の予防に大きな効果があることが証明されたことです。

「40％削減（腹六分）では、より劇的な効果が現れた」「中程度のカロリー制限（20～30％減）でも、生存率を大きく延ばした」「慢性疾患の発生を遅らせた」（同報告）

また、少食がガン予防と治療に、極めて有効であることも立証されています。

①ある種の腫瘍発生を遅らせることが判明した。
②短時間「断食」と「給餌」を繰り返すと肝臓ガンの進行を止める。
③脳下垂体や乳房の腫瘍発生を遅らせた。

④発ガン率は46％から13％に低下した（マウス実験）。

同様の実験は、他にもあります。フィラデルフィアのガン研究所のネズミを使った実験報告でも、「高タンパク・高カロリー」群の発ガン率は29・5％。それに対して、「低タンパク・低カロリー」群の発ガン率は8・6％と3分の1以下です。高栄養なほど、高発ガン率を示すのです。

一日しっかり三食食べている人は、ガンへの最短距離を走っていることになります。政府（厚労省）が「一日キッチリ三食食べましょう！」と〝指導〟しているのは「キッチリ、ガンになりましょう！」と呼びかけているのと同じです。

◆食べない年寄りほど頭は冴える

さらに、少食はボケ（認知症）などの予防にも劇的効果を発揮します。

「実験中の老化したラットの摂取カロリーを40％に減らすと、パーキンソン病や老化によって減少する脳内ドーパミン受容体の量が、どんどん増加し、学習能力も高まった」

（米国立老化研究所、Ｄ・イングラム博士）

つまり、一日一食の年寄りほど、頭は冴えることになります。

さらに、おまけがあります。

「また、過食により増加するガン、腎臓障害も減少して、寿命も40％延びた」（同博士）

◆食べたり食べなかったりは、いいの？　悪いの？

私は、友人との旅行などでは、三食食べることもあります。

沖ヨガの沖先生（前出）もこういっておられます。

「肉は邪食だ。しかし、ワシも時には焼き肉を食う。食事には栄養以外に、交友を保つ面もあるからだ」

ナルホド……と思いました。そこで、私も仲間との交遊を優先することにしたのです。

しかし、旧友との旅行で三食食べると、さすがにお腹が重たくなります。食べ過ぎた翌日は、一日断食して、体調を元に戻します。

「食べたり、食べなかったりするのは、身体に悪いんじゃない？」

そう心配して忠告してくれる人もいます。しかし、自然界では野生動物は、エサにありつくことなど毎日あるわけではないし、食べたり、食べなかったり。それも自然じゃないのかな？　と思っていました。

◆「摂食」「断食」の繰り返しがベスト

それを裏づける面白い報告があります。

米国国立老化研究所（ＮＩＡ）のＭ・マットソン博士の研究です。

博士は「少食」でも、どのような食べ方がもっとも健康維持に役立つかを確認するため、次のような実験を行なったのです。

Ａ：好きなだけ食べさせたグループ
Ｂ：毎回の摂取カロリーを60％に抑えたグループ
Ｃ：一日ごとに食べさせ、翌日に断食させたグループ経過観察の結果、Ｃグループのラットが一番長生きし、体重も減らず、一番健康、しかも脳は老化による損傷が少なく、アルツハイマー病やパーキンソン病になる率も少なかったのです。

「食べる」（摂食）、「食べない」（断食）の繰り返しが、もっとも少食効果が上がったのです。

つまり、満足感の刺激と、空腹感の刺激が、繰り返されることが大切なのでしょう。

◆一日おきに断食した老人たち

それを証明するデータもあります。

「スペインの養老院で、１８００キロカロリーの食事を毎日与えたグループと、一日おきに断食させたグループを比べたら、一日おきに断食した老人たちが、圧倒的に長生きした」（『ファルマシア』１９８８年No.24）

ここでも、「満足↓空腹」の刺激の繰り返しリズムが、生命力を活性化しているのです。

一日一食の場合も、朝昼抜いた空腹感と夕食の満足感のリズムで、同じことがいえそうです。

言い換えると「空腹感」（飢餓刺激）が、いかに生命を活かす重要な刺激であるかがわかります。空腹刺激こそ、全身60兆の細胞を活性化させ、器官・臓器を躍動させるのです。

長寿遺伝子がスイッチ・オンになるのも、その生命賦活《ふかつ》の一環です。三食漫然と食べ続けて、空腹刺激がなくなる。すると、生命力のスイッチも錆《さ》びついてしまうのです。

それは、断食すると生殖能力が旺盛になることからもわかります。ファスティングすると、中高年男性でも、いわゆる〝朝立ち〟が蘇《よみがえ》ることに驚きます。飢餓感が性能力と性欲を昂進《こうしん》するのです。夫婦で断食すれば、子宝に恵まれやすくなるのも当然です。

昔から「貧乏人の子沢山」といわれます。「貧しくてろくなものも食っていないのに、よくまぁ、ポロポロ産まれるもんだ」。「ろくなもの」を食べていないから、子宝に恵まれたのです。

逆に、少子化の最大原因が過食、美食なのです。先進諸国が軒並み少子化で悩んでいるのも、まさに美食、飽食のツケなのです。それに気づかぬ悲しさ、愚かしさが、おまけでついてきます。

それにしても、日本の病院や老人ホームの給食は、まるで逆のことをやっています。「三食キチンと食べなさい」と、介護士は食欲のない老人の口に押し込みます。「食べたくない」のは身体が生き残るために拒絶しているのです。そこに、無理やり詰め込むことは「早く死ね！」といっているに等しい。彼らは「食べさせない」のは老人虐待だといいますが、「無理に食べさせる」ことこそ老人虐待なのです。

空腹が長寿遺伝子をオンにする

◆１９９９年の歴史的発見！

カロリー制限したら、寿命が延びる。

その謎を解明する画期的発見――それが「長寿遺伝子」（サーチュイン：Sirtuin1）の発見です。発見者はレオナルド・ガレンテ教授（米マサチューセッツ工科大）。

同教授らのグループは、１９９９年に線虫《せんちゅう》の研究で、この老化を防止する奇跡の遺伝子を発見したのです。カロリー制限によって活性化され、線虫の寿命を2倍に延ばしたそれは、エサを制限したときのみ発現するという特異な性質を備えていました。画期的発見は、科学誌『セル』オンライン版に掲載され、論文は国際的センセーションを巻き起こしました。

このサーチュイン遺伝子は、単細胞の酵母菌から、線虫、ショウジョウバエなどの昆虫、さらにヒトにまで広く分布することがわかっています。ヒトを含む哺乳類では、7種類みつかっており、SIRT1～7と命名されています。

「カロリーを制限すると実験動物の寿命が延びる！　なぜだ？」

長い間、抗齢学者たちの頭を悩ませてきた謎が、ついに解明されたのです。

第1章で記したように、米国立衛生研究所やウィスコンシン大学の実験でカロリー7割に制限したサルが長生きしたのも、この長寿遺伝子が作用した結果なのです。

現に、ガレンテ教授は、ラットの実験でカロリー制限「なし」と「あり」では、各臓器の「サーチュイン」量が、どれだけ異なるかを比較しています。

「脳」「腎臓」「肝臓」の長寿遺伝子量は、カロリー制限「なし」では少ないのに、「あり」では、ひと目で驚くほど増大していることがわかったのです。

◆老化は「遺伝子の傷」で起こる

では、長寿遺伝子はどのようなメカニズムで、老化を防ぐのでしょう？

まず、「老化」とは、いったいどういう現象なのでしょう？

老化現象を表す因子とは「シミ」「シワ」「白髪」「脱毛」など外見上の変化、さらには「認知症」「記憶力」「アルツハイマー」など脳神経系、さらに「糖尿病」「心臓病」「腎臓病」「肝臓病」「高血圧」など内臓・血管系などの衰えがあげられます。

つまり、「老化」とは「生命力の衰え」です。そして、「生命力の衰えた」細胞が、老化細胞なのです。

このような老化現象は「遺伝子の〝傷〟」から起こることがわかっています。

遺伝子が傷つくと、皮膚細胞や毛根細胞の修復がうまくいかなくなります。傷ついた遺伝子は、傷ついた細胞を生み出すのです。いわゆる老化細胞です。こうして、「傷」は細胞分裂とともに各老化細胞に引き継がれ、老化現象が進行していくのです。

具体的には外見では、シミ、シワ、白髪を生み出す細胞です。傷ついて衰えた老化細胞は、神経系、内臓系にも増えていきます。それが神経や内臓の老化につながるのです。

このように、老化とは「遺伝子の傷」が原因で起こる「肉体の変化」なのです。

だから、若さを保つことは、ある意味、簡単です。体細胞の遺伝子が〝傷〟つくのを防げばいいのです。

その役割を果たすのが長寿遺伝子なのです。サーチュイン遺伝子は「他の遺伝子を〝傷〟から守る」働きをしていることが解明されています。

◆他の遺伝子を「傷」から守る

遺伝子は、ふだんの生活の中で、つねに「傷」を負っています。

遺伝子を傷つける働きをするのは「活性酸素」や「紫外線」などです。若いうちは「傷」を負った遺伝子も、すぐに修復されます。しかし、年をとるほどにその修復機能は、衰えていくのです。こうして、遺伝子の傷が原因となる老化が進行していきます。

なるほど、老いはだれにでも訪れます。それを完全に防ぐことは不可能です。

しかし、工夫次第で老いを遅らせることはできるのです。

その老化防止を担うのが、長寿遺伝子「サーチュイン」の奇跡の働きなのです。

長寿遺伝子は他の遺伝子を「傷」から守り、老化スピードを遅らせるのです。この長寿遺伝子は、どんな人の体内にも存在しています。問題は、それが「オフ」なのか「オン」なのか、ということです。「オフ」なら遺伝子は眠っており、老化防止には役立ちません。老化は無慈悲に進行していきます。

「オン」の状態なら、ウィスコンシン大のサル実験のように、若々しく、活発に老いを知らずに生き続けることができるのです。

老けこんだ人は、残念ながらサーチュインが「オフ」のままなのです。

◆「酵素」「補助物質」が合体する

カロリー制限の少食にすれば、サーチュインが「オン」になることは数多くの実験で証明されています。だから、年をとりたくなければ、今日からでも少食のファスティングを実行すべきです。

では、少食にすると、どうして長寿遺伝子が「オン」になるのか？

そのメカニズムを見てみましょう。

長寿遺伝子は、他の遺伝子を「傷」から守る「酵素」を出しています。しかし、その「酵素」だけでは働けません。その酵素の働きを「助ける物質」と合体して、活動を開始するのです。

すると、すべての遺伝子の「連結が強化」され、他の遺伝子を老化原因の活性酸素や紫外線による「傷」から守るのです。

ところが「カロリー過剰」だと、どうなるでしょう？

その「酵素」を「助ける物質」が大きくなりすぎて、合体できない。よって、長寿遺伝子の働きにスイッチが入らない。すると、他の遺伝子は、紫外線や活性酸素の攻撃をもろに受け、「傷」だらけになっていきます。つまり、細胞は「老化」するのです。

だから、「酵素」と「補助物質」を合体させ、長寿遺伝子を機能させなければならない。

そのためには、カロリー制限（少食）は不可欠なのです。

◆空腹アラームが長寿遺伝子を「オン」にする

「カロリー制限」すると、長寿遺伝子「サーチュイン」のスイッチが「オン」になり、活発に働き出す。それは、いったいなぜでしょう？

長寿遺伝子「サーチュイン」を「オン」にするのは、空腹ストレスです。食事が入ってこない。それは、生体にとっては一種の〝危機〟状況です。そこで、空腹感がアラームを鳴らして、長寿遺伝子を「オン」にして、内臓や組織の細胞を保護し、活性化して、若返らせるのです。

逆にいえば、日々たらふく食べる生活は、自然の摂理から遠く離れている生き方といえます。自然界では、のんべんだらり飽食の日々などあってはいけないのです。

それは、野生の動物たちの生き方をみれば、よくわかります。

彼らは、けっして必要以上に食べません。

そして、食うや食わずの日々が野生の厳しさであり、ありがたさなのです。彼らは、大自然から与えられた天寿を全うしています。

つまり、空腹感こそ、生命力の根源といえるのです。

脳が生き生きと若返り、知的な老後が待っている！

専門家は、「サーチュイン」をオーケストラの指揮者にたとえます。

それは、いろいろな臓器に指令を出して、各々の機能を若返らせ、長寿に向かわせるからでしょう。

◆目を見張る臓器の若返り効果

マウスの実験でも、以下の若返り効果が確認されています。

①**メタボ改善**：肥満、高血圧、高血糖などの異常が改善され、スリムに。

②**ガン予防**：さまざまな実験でも発ガンリスクは３分の１から４分の１に激減。

③**骨の再生**：食べないほうが骨格は壮健になる。骨折も断食で劇的に回復。

④**心疾患を防ぐ**：冠状動脈などの血管が若返ることで、心筋梗塞などを防止。

⑤**肝臓・膵臓**：これらの臓器が若返り、その結果、糖尿病を防ぐ。
⑥**大腸の若返り**：生命の原点は腸。その活性化は老化やガンを防ぎ、長寿に導く。
⑦**脳の活性化**：認知症や記憶力低下などの脳の老化を防ぎ、若々しい老後を保証。

◆知的・創造的な老後を過ごす

――⑦の脳の活性化は、知的・創造的な老後を過ごすために、とくに重要です。

「カロリー摂取の制限により活性化される長寿遺伝子『ＳＩＲＴ１』が、記憶力強化や脳活動の活性化にも貴重な役割を果たしている可能性が高い」「マサチューセッツ工科大研究チームによれば『ＳＩＲＴ１』遺伝子が作り出すタンパク質が、マウスの老化プロセスを制御する効果があることが、明らかにされた」（英、科学誌『ネイチャー』２０１０年7月11日号）。

さらに、研究チームは、この酵素（ヒトでは「ＳＩＲＴ１」）が、記憶力を強化し、脳内の神経細胞の発達を促進する効果もあることも突き止めています。

同チームは、すでにマウス実験で、「サーチュイン」が「神経細胞の寿命を延ばす」ことを発見。今回の実験ではサーチュイン遺伝子を欠損させたマウスの脳の発達を観察しました。結果は、サーチュインを欠損させたマウスは、脳組織の一部である海馬《かいば》への電気刺激に対する反応が鈍かったのです。海馬は、長期記憶と方向感覚に貴重な役割を果たしています。つまり、長寿遺伝子が衰えると、物忘れがひどくなり、徘徊《はいかい》などが始まるのです。

◆アルツハイマー病、認知症を防ぐ

「海馬」はアルツハイマー病では、脳の中でもっとも早く損傷を受ける部位です。

つまり、大食いの人は「サーチュイン」が「オン」にならないため、脳の老化が加速され、アルツハイマー病になりやすいのです。最近、私の知人でも若年性アルツハイマーと診断されるケースが増えています。その治療と予防には、まずはファスティングしかない、といえます。

言い換えると、一日一食など少食健康法を実践している人は、認知症やアルツハイマー病とは無縁の老後が送れることの証明です。

少食による記憶力向上は、動物実験でも立証されています。

「サーチュイン」遺伝子が欠損したマウスは、神経細胞の密度低下が観察されています。つまり、脳細胞の減少が始まっているのです。このようなマウスは、記憶力テストでも、「古い物」「新しい物」を区分けする能力が低下していました。つまり、記憶障害が進行していることの証明です。

「3パターンの記憶実験を行なったが、すべてにおいて、『SIRT』遺伝子を欠損させたマウスは、対照群マウスに比べて、記憶能力低下がみられた」（MIT研究チーム）

また、この実験では「サーチュイン」遺伝子が、「記憶力増強タンパク質」を発現させることも確認されています。

つまり、老化防止の若返りタンパク質も存在するのです。

こうして少食で、記憶力が回復し、がぜん物覚えが良くなる。そんな、感動と創造に満ちた老後を送れるのです。

◆老人斑（シミ）が3分の1に激減

「もう、年だからね。今さら食事制限なんて手遅れだよ……」

あきらめてはいけません。

ネズミを使った面白い実験があります。

「カロリー制限」した高齢ネズミは、老人斑（シミ）が3分の1に激減したのです。つまり、カロリー制限により長寿遺伝子「サーチュイン」が「オン」になり、皮膚細胞の遺伝子を「傷」から守って、若返らせたからです。長寿遺伝子には、老化タンパクによる老化現象を改善する〝若返り効果〟もあるのです！

年配者の体内には、若い頃にはなかった異常タンパク質（老化タンパク）が蓄積して、アルツハイマー病や白内障など、さまざまな病気の原因にもなっています。こうして、老化タンパクは、さらなる老化を加速していくのです。

だから、逆に体内に蓄積した「異常タンパク質」（老化タンパク）を排除すれば、老化現象はストップし、さらに、若返ることも可能になります。ネズミを使った実験でこの老化タンパクは食餌制限によって減少することが確認されています。

若返りチャレンジに遅すぎるということはないのです。

筋肉の衰えを救う若返りホルモン

◆筋肉の衰えは、老化につながる

忘れてはいけないのが、筋肉ホルモンです。

若返りホルモンと呼ばれ、すでに約１００種類も確認されています。

別名〝マイオカイン〟。それは〝myo：筋〟＋〝kine：作動物質〟という意味です。

若返り、免疫力向上、新陳代謝促進……など、すべて、老化防止に働くのがすばらしい。

その効能は――「認知機能の改善」「ガン細胞の抑制」「骨格の強化」「脂肪分解」「動脈硬化の予防」「認知症の防止」など。

マイオカインは、「筋肉量」と「活動量」に比例するといわれています。

だから、まず筋肉をつけることは必須条件です。簡単に筋肉アップするには、５秒以上、思いっきり筋肉に力をこめる強化法がおすすめです。「アイソメトリックス」（静的筋肉強化法）と呼ばれ、運動生理学でも認められています。

一日5秒で、筋肉隆々な身体になれるのです。やらない手はありません。

逆に、筋肉が衰えると、それは〝老化防止ホルモン〟が減少することを意味します。つまり、筋肉の衰えは、即、老化につながるのです。

だから、むしろ高齢者ほど意識的に筋肉を鍛えるべきです。筋肉は老化しません。ただ、退化するのみです。

◆運動は長寿遺伝子をオンにする

筋肉運動は、長寿遺伝子を「オン」にすることも判明しています。たとえば「AMPK」という長寿遺伝子は「運動する」ことで「オン」になることが証明されたのです。筋肉が収縮すると長寿遺伝子「AMPK」のスイッチが入り、活性化するのです。

ただし、「運動効果」も〝適度〟というただし書きが付きます。

激しい過酷な運動をすると、活性酸素をとり込み過ぎて、身体の〝酸化〟（老化）が早く進みます。プロスポーツ選手の平均寿命は、ふつうの人より約10年短いとされます。それは、過酷な運動で活性酸素をとり込み過ぎたからです。

むろん、個人差がありますが、がんばり過ぎの「運動」は逆効果となりかねません。「苦しい」ではなく「楽しい」のが適度の運動といえます。

私の尊敬するヨガの沖正弘導師は、こう断言しておられました。

「持っている力を呼び覚ます方法、それは、〝それを使うこと〟です」。〝それ〟とは「持っている能力」。つまり、持っている能力も使わなければ発揮できないということなのです。

医者に頼りきり、寝たきり、そんな入院生活は、みるみるまに筋力を衰えさせ、老化を加速し、生命を縮めます。

楽あれば、苦あり。苦あれば、楽あり……。心に刻んで生きましょう。

第4章

100歳以上の人たちの「食卓」に学ぶ

極少食で102歳の天寿を全うしたコルナロ

◆「極少食の威力」伝説の百寿者

100歳以上の〝長寿者〟たちを「百寿者」といいます。

英語では〝センテナリアン〟。この世に生を享《う》けて100歳の天寿を得た。それは、まさにある意味で人生の勝利者です。

彼ら大先達の食事法や生き方には、得難い智慧が詰まっています。われわれは、後進としてその叡知《えいち》を学んで、生きていきたいものです。

「私は、これまで、老年というものが、これほど素晴らしいものとは知らなかった」

これはイタリアのルネサンス期を生きたルイジ・コルナロ（1464〜1566）の独白です。

102歳の長寿を全うし、その食養生の体験を語った「講話集」は、国内外で大きな反響を巻き起こした。

まさに、５００年以上も昔の〝センテナリアン〟。その驚異的な長命の秘密は「極少食」にあったのです。

その著作は『無病法――極少食の威力』（中倉玄喜編訳・解説、ＰＨＰ研究所）で読むことができます。「１０２歳を生きた偉大なルネサンス人　ルイジ・コルナロの食生活と教訓」「食の多少は運命も左右する！」とカバーや帯にあります。

◆放蕩三昧《ほうとうざんまい》で生死をさまよう

コルナロは華麗な隆盛を極めたヴェネチア共和国の名門貴族の家系に生まれました。４人の国家元首を輩出し、キプロス王女まで出すほどの名家の子弟として生を享けたコルナロは日々、放蕩三昧で、30代ですでにさまざまな成人病を患っていました。しかし、荒れた生活は収まらず、40代になると病は悪化、生死の境をさまようほどでした。

そして、彼は人生の転機を迎える。

彼の病状を長年看《み》ていた医師団も、ついに最後通牒《つうちょう》を突き付けてきたのです。

「……もはや『極少食』しか、命が助かる術《すべ》はありません」

それは、ふつうの少食をさらに、徹底的に減らした食事でした。

瀕死《ひんし》の床にあったコルナロは「助かりたい」一心で、その極限の食養生を受け入れることにしたのです。

「言われたとおりの量に抑えることにした。すると、数日もしないうちに回復の兆しがみえた。そして、しばらくすると、病が本当に癒えてしまった。それればかりか、1年後には、さらに完全な健康体となったうえに、性格的にも、それまでの怒りっぽさが消えて、まったく別人のようになったのだ」（『無病法』）

◆「極少食」で人生は一変した

それからの人生は、激変した。放蕩三昧の不良貴族の面影は、完全に消え失せた。建築や水利に関するさまざまな論文を発表したり、干拓事業で共和国の農業発展に尽くしたりと、慈善家、篤志家としても目覚ましい活躍。さらに、近隣都市の行政長官を務めるなど、公私にわたって充実の人生を送るようになったのです。

まさに、主治医らが最後の延命手段としてすすめた「極少食」が、彼の人生を１８０度、変えてしまった！

その溌剌《はつらつ》とした活動力は、80歳を超えても衰えず、乗馬や登山を楽しみ、天気が悪ければ、自邸で科学を学んだり、戯曲を書いたりして過ごした。また、「食と健康」に関する論文を執筆した。家庭的にも恵まれ、良妻と愛娘、晩年には多くの孫たちにも囲まれた。

彼は、建築家、造園家としても目覚ましい才能を発揮し、その圧倒的な見事さにヴェネチア市民たちは刮目《かつもく》、感嘆したのです。

「しかも、最晩年まで目も歯も耳も完全で、足腰も若いときの力強さと変わらず、声の張りにいたっては、むしろ年齢とともに高まり、食後でさえ、つい歌い出したくなるほどであった、という。気分もつねに快活、さらには、見る夢までもが、どれも快いものばかり」（『無病法』前出）

◆大怪我も「極少食」だけで完治

手のつけられない放蕩貴族を、一転、理想的な人生へと向かわせた契機が「極少食」

だった。これは、まさに本書のテーマの「一日一食」そのものです。

70歳のとき、コルナロは、馬車に引きずられ全身に大怪我をするという不運に見舞われました。医師たちは治療を施そうとしたが、コルナロは一切の処方を拒絶。いつもの「極少食」を続けただけで、その大怪我を完全に治してしまった！

「断食」をすると、怪我や病気は驚嘆に値する速さで回復する。それを、彼はすでに体得していたのです。

しかし、コルナロのあまりの少食ぶりに、友人や親戚は「身体にさわります」と〝栄養〟をとるように再三忠告してきた。

それに対して、彼はこう反論しました。

「自然（な身体）は、ごくわずかの量で満足するようにできている。事実、ほんの少ししか食べない私は、長年にわたって健康で、旺盛な活動を続けてきた。それでも、なお食事の量を加減すべきだとすれば、増やすよりも、むしろ減らすべきである。なぜなら『高齢になればなるほど、少食に徹せよ』『長寿を欲するものは、少食に徹せよ』という格言もある」

◆少しの増量で体調はみるみる悪化

しかし、これらの反論も親族、友人たちの〝熱意〟の前には無駄であった。

そこで、ほんの少し、食事の分量を増やすことにした。

「私の身を案じてくれる家族を喜ばせたかったのが、最大の理由であった」（コルナロの手記）

それまで、パンと卵の黄身、少しの肉、スープ、これらを一日総量で、正確に12オンス（約３５０グラム）とっていたところを、14オンス（約４００グラム）にした。また、飲み物（ワイン）も、14オンス（約４００ＣＣ）を、16オンス（約４５０ＣＣ）に、それぞれ増やした。

ところが、わずか10日後には、〝影響〟が現れ始めた。

「それまで、元気、快活であった私が、このころから不機嫌になっただけでなく、憂鬱《ゆううつ》にもなり、なにもかも面白くなくなってきたのだ。そして、12日後には、脇腹に激しい痛みをおぼえ、それが22時間にもわたって続き、あげくには熱まで出てきた。しかも、それがその後、連続して35日間に及んだのである。15日以降は熱が引き始めたものの、けっきょ

く、それまでは、ほとんど眠ることができず、死の淵をさまよう羽目《はめ》になったのだ」（同手記）

ここに至り、彼は長年、実践してきた「極少食」に戻した。すると、弱り果てていた身体も、たちまち回復したのです。

◆年とともに食事量を減らす

86歳のときでも、彼はじつに壮健です。

「私は、当初の予想より46歳も長生きして、現在86歳になっているが、体はきわめて健康、気分はじつに快活。五官はすべて完全で、また歯も、声も、記憶力も、心臓も、悪くなったり衰えたりしているところは、まったくない。頭脳については、むしろ以前より明晰《めいせき》さが増している。加齢によって、心身の機能が低下するということが少しもないのだ」

これら壮健さの秘訣は「年をとるごとに、食事の量を減らしているから」と断言しています。

「われわれは、最小限の栄養で生きていくようにしなければならないのだ」

具体的には「老人の一日には、卵１個の黄身と、少しのパン、それにスプーン数杯のミルクで十分である。それ以上になると、病気や苦痛が生じ、天寿を損ないかねない」。

◆長生きの楽しみ、幸福な死の予感

彼は、得難い体験から、こう結論づけています。

「健康と長寿の秘訣が、規則正しい適切な節食にあることは、明らかだ。あるいは、それこそ、真に唯一の〝薬〟であるとも言ってよいだろう」

「食を節すると寿命がちぢまる、などと心配する必要などまったくない。私自身が生き証人である。私は老人であり、食もごくわずかだが、快活でエネルギーにあふれていて、痛むところなど一つもないからだ」

さらに、こういう警句ものこしています。

「養生を心がけない者にとって、晩年は禍《わざわい》である」

それ以来、彼は「長生きの楽しみと、幸福な死の予感」とともに、充実して生き続けました。

「こうした者に死の恐怖はない。苦痛や高熱をともなう疾病などにみまわれることもなく、安らかに生を終えることができることを知っているからである」「それは、ちょうどランプのようなものだ。すなわち、油がなくなれば、火が静かに消えるように地上から天国へと穏やかに移るだけのことである」

まさに、それは幸福な最期でした。コルナロは、いつものように「極少食」をとって、習慣の午睡の床につき、そのまま静かに天国へと旅立ったのです。

……102歳の或《あ》る日のことでした。

「若々しくあれ！」伝説ナチュラリスト

◆99歳の長命を達成した理学博士

ノーマン・ウォーカー博士といえば、ローフード（生菜食主義）の先駆者として有名な、英国出身の理学博士。栄養学と内分泌学の研究では、世界的権威です。

徹底した菜食主義者としても著名です。アリゾナ州のコットンウッドという小さな町で自給自足の余生を送ったナチュラリスト。

「１００歳まで生きた、あるいは１０９歳まで！　なんて、いわれておりましたが、実際のところ99歳だったようです」「当時は、そこまでローフードに注目が集まっていなかったことに加えて隠居暮らしだったらしいので、静かに眠りについたのが、いつだったか定かではなかったようです」と、ローフード・インストラクター、酒井美保子さんは述べます。彼女は、日本で出版された博士の著作「１００歳まで長生きレシピ」シリーズの解説も執筆しています。

日本では、博士の著作『自然の恵み健康法――野菜とフルーツの自然食』（春秋社）の翻訳本が出版されていますが、今は絶版で、アマゾンの中古本では一時２万円超の値段が付くほど。博士の根強い信奉者がいることがわかります。

◆「自然食を楽しもう！」

博士は、本の冒頭で「自然食を楽しもう！」と呼びかけます。

「私にとっての『自然食』とは、中に含まれる有機生命の力によって、栄養を与えてくれる食べ物のことです」「具体的には、すべての生野菜と果物、加工していないそれらのジュースです」

その栽培方法にもこだわります。

「可能な限り、化学肥料を使わずに有機栽培したものを使いましょう」「ビタミンや栄養素が不足した食物ができるのは、化学肥料による土壌汚染のせいです」

博士がもっとも強調するのは、野菜ジュースの大切さです。

「グラス1杯の人参ジュース、または人参とホウレンソウのジュースは、私にとって最高の飲み物です。飲む目的は2つ。

①『野菜から出る最高の生きた水を得る』

②『人間が機械では得ることのできないミネラル成分とビタミンを抽出、吸収する』」

（『食事を正しくすれば、老化は防げる』徳間書店）

さらに、博士はジュースの効能を、「野菜ジュースは体をつくる建築業者」、さらに「清掃業者」にたとえています。

◆生の野菜と果物とジュース

博士の一日の食事メニューは次のとおりです。

▼朝食

熟したバナナ1～2本を皿に入れフォークでつぶす。すり下ろした人参を上に載せる。水に一晩漬けたレーズンを、人参の上に小さじ2～3杯分散らす。一晩水に漬けたイチジクをスライスして、4～6枚、皿に載せる。無塩アーモンドをグラインダーで小麦粉のように細かくして、皿全体に大さじ4～6杯散らす。

「これで、朝食は完成！　湿り気を出すために、好みで生クリームを使ってもよいでしょう。このメニューは、変更やアレンジも可能です。美味しくて、素晴らしい朝食をつくりましょう」

▼昼食

状況によって、変わります。家にいないときは、リンゴや梨、その他、旬の果物を食べます。可能ならセロリかアボカドを加えます。時には、少量のスライスチーズを食べることもあります。これに、500㎖〜1ℓの生野菜ジュースを加えれば、夕食まで必要な栄養をすべてとることができます。

この他、在宅のときは、たくさんの野菜が入ったサラダを食べます。皿に小さじ2、3杯のすり下ろし人参を入れ、上に刻んだセロリ、グリーン・オニオン、キャベツまたはレタス、ピーマンを載せる。自家製ドレッシングをかけて、さらに刻んだビーツ小さじ2杯、グリーンピース小さじ1杯を散らし、中央に生のカリフラワーを1切れ載せる。もちろんシーズニングソルト（自然食品店で買える、塩にハーブを混ぜたもの）で味付けしてもよい。

博士は、さらに野菜ジュースをすすめています。このメニューをみると、まさに、ローフーディスト（生菜食主義者）の面目躍如です。野菜、果物のカサはあっても、低カロリー食であることはすぐにわかります。

そして、この本には夕食の記載はありません。一日二食でもＯＫという意味なのでしょう。

このレシピで、思い浮かんだのが、マックス・ゲルソン博士の『ガン食事療法全書』(徳間書店)です。博士は、医者が見放した末期ガン患者を、徹底した菜食療法で完治させたことで、世界的に有名です。そのガン治療メニューが、ウォーカー博士のレシピとそっくりなのです。それは、まさに〝究極のガン治療食〟といえるのかもしれません。

◆加熱調理で酵素が破壊される

ウォーカー博士が「ローフード」にこだわるのは加熱調理の問題点です。

博士は、加熱調理した食事を「間違った食事」と呼びます。

「(加熱した食べ物が) 体に『命』を与えることはできません。それができるのは、生の野菜と果物と、そのジュースだけです」

博士がローフードにこだわるのは、加熱調理で、野菜などの食物に含まれる「酵素」が熱破壊されるからです。「酵素」は、タンパク質が主成分なので、48℃を超えると、熱変性で破壊が進みます。１００℃でグラグラ煮たら「酵素」は、ゼロになってしまうのです。非加熱で「酵素」などの成分が生きている食物をいただく。これがローフードの考え方です。

◆若返りの秘訣、断食のすすめ

そして、ウォーカー博士は、若返りの秘訣として、断食（ファスティング）をすすめています。「ファスティングは、人間の体に関連するプログラムにとって非常に重要です」「正しい知識をもって、最長６〜７日という期間を守って行えば、ファスティングはとても有効な手段なのです」

博士は、その２つの効果をあげます。

「消化システムなど、体内機能に休息を与える」「代謝を高め、老廃物を排泄する」

ウォーカー式断食法とは――

①大量の水（３・８ℓ以上）を飲む。

②水で薄めた野菜ジュースを飲む。
③果物は、断食中は慎重にとる。
④初日、寝る前にレモン１個を絞った水で浣腸する。
⑤終了後、１、２日目は生野菜、果物ジュースを飲む。

水を多めに飲むこの断食方法は「体内に蓄積されている老廃物を、撹拌《かくはん》して、排泄を促進する」ためです。

「長期的な断食を考えている場合は、断食期間と『ブレイク期間』を考慮すること。６日間断食したら、３～４日のブレイクをとる。そしてまた同期間の断食を行い、その後にブレイクをとるという日程を繰り返し、好きなだけ継続していくのです」

博士は、これ以上の長期断食は推奨していません。

「短期間の断食は効果的で『若返り』を助けてくれますが、『長期間の断食は、危険とはいわないまでも、明らかに有害である』ということなのです」

とくに、過度の飽食に慣れきったアメリカ人が、急に長期断食をすることは、無理がありそうです。

◆砂糖の破壊的影響を警告

博士は、現代人の誤った、危険な食生活にも警鐘を鳴らしています。

とりわけ「砂糖」や「キャンディ」など甘い物については「破壊的な影響がある」と警鐘を乱打しています。

「砂糖や『ソフトドリンク』という名の砂糖入りの飲み物を摂取すると、膵臓《すいぞう》へ大きな害を与えます」「これは砂糖が『死んでいる』食品であり、処理された食品だからです」「砂糖で、さまざまな病気や疾患が引き起こされます」

そして、次のように結論づけます。

「砂糖は体にとって〝毒〟である」「砂糖を大量に使用する人は、遅かれ早かれ、薬物中毒者と同じ道をたどることになります」

ところで、ウォーカー博士は「食事の変化は、段階的に」とアドバイスしています。

「私は、原則として、慣れ親しんだ食事をいきなり、またスッカリ変えることはおすすめしません。『変える』こと自体は、一般的に、健康に良く、体の浄化になりますが、一時的に予想を上回る不快な症状があらわれることがあるからです」

最後に、博士からのメッセージ。

「あなたの体は、あなたの食べたものから、できているのです」

徹底調査。世界の長寿郷に学べ！

◆長寿者の生き方を見習う

「長寿を満喫したい」なら、長寿者の生き方を見習うことです。それには、まずは日々の食事です。

長寿者の食卓を見習えば、それは長寿への第一歩を踏み出したことになります。さらに、考え方、感じ方も学ぶべきです。いわば「長寿の哲学」です。環境も大切です。どんな気候風土で生きているのか？　どんな家に住んでいるのか？　家族関係はどうか？　これらは文献や書物だけで知ることは不可能です。

世界には「長寿郷」と呼ばれる地帯があります。特別に１００歳超えの長寿者が多い地域です。長寿の秘密を解明するためには、これら秘境を訪ねるしかないのです。このフィールドワークなくして、長寿の真実は解明できません。

◆数十回にも及ぶ長寿郷踏査

長寿研究の世界的な第一人者。それは、森下敬一博士（前出）をおいて他にいません。博士は、これまでに何十回となく、世界の秘境ともいえる長寿郷を踏査してこられました。そこには１００歳を超えた「百寿者」が、無尽蔵《むじんぞう》といってよいほど登場します。

膨大な研究リポートには、まさに〝センテナリアン〟の超老人たちが数えきれないほど登場し、圧巻です。たとえば「森下自然医学」（2012年1月）には、中国の江蘇《こうそ》省如皐《じょこう》市の調査報告が掲載されています。如皐市による資料では、同市内で１００歳以上の長寿者は、２６５名もいました。

◆「百寿者」の徹底した取材調査

調査団はこれら「百寿者」のお宅を訪問し、森下団長が自ら直接インタビューを行ないました。

さらに「団員のそれぞれが、各種作業を行う。長寿者御本人、お宅で常用されている生活用水、食材などの写真撮影。これは、後日の『氣能検査』用に不可欠で、ポラロイドおよびフィルムの撮影となる」（同誌）。

「氣能検査」とは、森下博士が考案した、食品に内在する「氣エネルギー」を測定する方法。デジタル撮影では、「氣能値」は表れないので、フィルム撮影の映像で判定します。

調査は、むろん、それだけではありません。

①血圧測定、②血管年齢（ＢＣチェッカー使用）、③自然放射能（玄関、台所、寝室など）など、長寿者の生理機能や生活環境の科学的数値も測定するのです。

森下団長の質問に、長寿者も元気いっぱいに答えていきます。「その他、耳が遠かったりして、御本人は、ほとんど黙して、御家族の方が対応してくれるケースも多い」(同リポート)。

聞きとり調査を終えた森下団長はこう語ります。

「全世界の数百人の百歳長寿者の方々と、ほとんどまったく同じ内容の食生活をやっておられる。玉蜀黍《とうもろこし》のお粥を中心として、いろいろの種類の野菜を副食にして、ほんのチョッピリ肉を食べる程度か、または食べられない。これは、万国の百歳長寿者、共通の食事内容です。他の世界的長寿郷でも、これとまったく同じ食事をしている。やっぱり、長寿者は、世界共通なんだな……と、改めて思いました」

◆楽天的で笑顔を絶やさない

百寿者への取材では、「長寿の理由」を聞いています。

そこには、百寿の達観した心のあり方が見えてきます。

▼「面倒なことは考えない」「身体を動かし汗を流す」「草刈り、手仕事が大好き」「大家

族で集まること」（１０２歳）
▼「家族と一緒にいること」「80歳以降、酒・煙草はやめた」（１０７歳）
▼「余計なことは考えない」「散歩をよくする」「冬は熱い湯で足を温める」（１００歳）
▼「腹八分を守る」「物事を細かく考えない」「何でも楽しく考える」「目も良く針に糸を通すのが好き」「孫や曾孫に会うのが楽しい」（１００歳）
▼「平安、楽天的である」「トランプ大好き！　最も楽しい」（１０３歳）
▼「楽天的でよく笑う」「刺《し》繍《しゅう》、豆むき、手仕事が好き」（１００歳）
▼「怒らない」「やさしい」「もっとも楽しかったのは、家の前の道路にたくさん車が走るのを見たこと」（１０４歳）

――共通するのは、みなさん楽天的であること。そして、大家族の愛に恵まれ、笑顔を絶やさないことです。

◆日々、大地の恵みをいただく

百寿者は、いったいどんな物を日頃食べているのだろう？

調査団が持ち帰った写真をみると……「トウモロコシ粥」「ご飯」「高菜漬け」「さといも」「さつまいも」「かぼちゃ」「蓮根」「小松菜」「なす」「人参」「サヤ豆」「ヘチマ」「ヒシの実」「枝豆」「落花生」「ピーナッツ」「ひまわりの種」……など。

現代日本人におなじみの加工食品の類《たぐ》いが一切ありません。さらに、肉類、魚介類もここにはない。地元の大地から採れた食材のみ。

それだけ百寿者は、穀菜食中心の食事をしていることがわかります。

森下団長のまとめです。

「もっとも基本的で重要な『食生活』や『土壌の質』が要因となって、長寿者を輩出する土地柄となっているものと思えます」「一つ、発見がありました。『肉類の好き』な人と『魚が好き』な人では、頭の働き具合の違いがハッキリしたことです。全体としての食事が、長寿の条件を満たしておれば、長生きするわけです。しかし、肉をとることが多い人は、どうしても脳神経系の働きが鈍ってくる。それに対して、魚を好んでとっている人は、いつまでも若々しい頭脳を持続することができる。今回の調査では、この事実を長寿者ご自身の姿ではっきりと見せていただきました」

森下博士は一貫して、肉食の弊害を警告しています。それは、博士が何十回と行なってきた長寿郷の踏査結果からも明らかです。

◆フンザ・インド・英国食の比較実験

近代化による加工食品も、身体を損ね、寿命を縮める要因となります。

博士は、１９６６年に著した『血液とガン』(生命科学協会)ですでに警告しています。

「この日常の食物が、われわれの体に対して、どれほど重大な影響を及ぼす物であるかについては、すでに綿密な研究がなされている。それは、40、50年前、試みられたインド国立栄養研究所のマッカリソン博士の実験である。これは、実に素晴らしい研究だ」

この研究では、ネズミを１０００匹ずつA、B、Cの３グループに分けました。Aにはフンザ食、Bにはインド食、Cにはイギリス食を与えたのです。

ちなみに「フンザ」とは、ヒマラヤの南、カラコルム山脈の懐《ふところ》にあった小さな国（現パキスタン北西部）で、平均寿命は100歳に及び、120歳の老人でも畑に出て、仕事をしている。そして、高齢でも、子どもを産むこともできる国。フンザの人たちは、チャパティという精白しない雑穀のパンを主食とし、アンズや生野菜を常食しているのです。インド食とは、調理した食物、米、野菜の煮付け。香辛料やカレー粉を使った料理。イギリス食は、白パン、マーガリン、白砂糖入り紅茶、缶詰の肉などです。

比較実験は2年7カ月に及び、これは人間の年に換算すると50〜60年に相当。その後、解剖して、食生活の違いによる影響を精査しました。

A：まったく100％健康で異常なし。

B：胃腸障害、貧血、脱毛、虫歯、肝臓・腎臓の炎症、皮膚病など病的変化を観察。

C：Bと同様の病変が急速に出現し、さらに精神異常が現れた。

◆共食いを始めた英国食ネズミ

Ｃグループのネズミたちの異常行動に、観察者たちは戦慄《せんりつ》した。

ネズミたちは、飽食しながらも〝共食い〟を始めたのだ。つまり、もっとも先進的として世界中が憧《あこが》れてきた英国風の食事で、ネズミたちは、脳を狂わされたのです。

「そのイギリス食の献立は、昨今、レストランばかりか、日本人の日常の食卓にも上がり始めた食事内容であるだけに、いろいろと問題をはらんでいる」（森下博士）

そして、こう結論づけるのです。それは――頭を狂わせる食物――である。

「ネズミなどよりも、精巧な脳神経系をもっている人間に対して、この文明食の悪影響は、大きく暗い影を投げかけているのではないか」（同博士）

◆ガン、アレルギー、心臓病、精神病

その兆候は、すでに１９６０年代のアメリカで現れています。

「アメリカでは、ガン、アレルギー、血管心臓病、及び精神病の４大病対策に、莫大な費用をかけて腐心している。だが、これら４大病、とくに精神病患者激増の背景に、じつは食物の問題が横たわっている。このことに気づかない以上、その根本的対策は立てられ

ないであろう。民族性や病気を左右する重要な要因が、『食物の質』に他ならぬことを知らねばならない。真に健康を保ち続けるためには、食物を（実験の）CからBへ、さらにAに近付けていくべきである。いわゆる化学薬品を保健に役立てよう、などというのは、まったくスジの通らぬ話である」（１９６５年11月、人間医学社での講演要旨）

すでに、博士がこの著作を著して、約半世紀。その不安は、まさに的中しています。

◆百寿者に学ぶ「長寿の10法則」

森下博士らの長寿郷調査報告から「長寿の10法則」を知ることができます。

それは――

①**少食長寿**：肥満は皆無。日々少食が基本である（高氣能値の作物を少し食べる）

②**身土不二**：生まれ育った土地の作物をいただく（風土の異なる外国食品は皆無）

③**一物全体**：お粥など作物全体を食べる食生活（皮はむかない、葉は捨てない）

④**穀菜果食**：共通するのは穀菜果食が中心の食事（動物食は魚介類。肉は超少量）

⑤**楽天多笑**：クヨクヨしない。悩まない。よく笑う（これは世界共通の長命の秘訣）
⑥**家族団欒《だんらん》**：長寿者は大家族に囲まれ尊敬される（家族といるときがもっとも幸福と回答）
⑦**多動好働**：畑仕事や手仕事等、好んで身体を動かす（寝たきり長寿者は皆無だった）
⑧**頭脳刺激**：新しいことや遊びに好奇心を失わない（頭脳を活性化し、認知症等と無縁）
⑨**早寝早起**：宵っぱり遅起きの老人などいなかった（規則正しい生活習慣が日常化）
⑩**感謝知足**：例外なく日々の生活に十分満足している（他者を羨む、恨むなどまったくなし）

まさに、これらは達観の境地といえます。

百寿者たちは、人生の勝利者といってよいでしょう。この十訓は、その境地への道標です。日々、人生の教訓として活かしてください。

第5章

一流アスリートは「少食」の力を知っていた

落合から白鵬まで実践「ミネラルファスティング」

◆超一流アスリートが信頼する山田式ファスティング

3冠王3度達成、プロ野球の至宝・落合博満選手（元・中日ドラゴンズGM、現・解説者）。史上最高回数の優勝を果たした平成の大横綱・白鵬。彼らの復活と活躍を陰で支えたのがファスティング（断食）です。直接指導を行なったのが日本屈指の食事指導師、山田豊文氏（杏林予防医学研究所所長）。

その「山田式ファスティング」は球界、相撲界など超一流アスリートたちに先を争うように取り入れられ、奇跡とでもいえる目覚ましい活躍の源泉となっています。

彼の唱えるミネラルファスティングは、まさに究極のファスティング法と呼べるものです。最新の医学的知見に基づいた方法（メソッド）は、知力、体力の飛躍的向上だけでなく、未来の「新医学」の地平を拓いていく叡智であると確信しています。

　多くの超一流アスリートが絶対的信頼を寄せる山田式ファスティング理論。その神髄に迫りました。

◆ファスティングで動体視力アップ

――プロスポーツ選手指導の成果は目覚ましいですね。

山田：１９９３年、当時、巨人の落合博満選手を指導しました。その頃、彼は衰えていて、それで私のところに来た。指導は、彼の動体視力を若返らせるためにやりました。ダイエットではなくファスティング。当時、野球選手たちは牛乳を飲み、肉を食べて、身体を大きくしよう、というのが常識で、「断食」なんて発想はありませんでした。ところが、眼が老化する、つまり動体視力が落ちる。だから、私は、ファスティング指導で落合選手の動体視力を改善させたのです。

――ファスティングで動体視力がアップする？

山田：ハイ！　動体視力と断食がどう関係しているのか、という人もいるでしょうが、大アリなのです。

動体視力には視神経が関係しています。神経の情報伝達は、細胞上を電気が流れることによって行なわれます。断食によって細胞まわりに貼りついている余分な脂肪が落ちることで、視神経の情報伝達をする電気が流れやすくなるのです。結果的に落合選手は43歳で21本のホームランを打ちました。

基本は遺伝子ですね。後天的に悪い物を食べてきたから遺伝子のスイッチがオフになっているところがいっぱいある。それをオンに戻す。すると若返るんです。細胞が自己修復（リペア）できる。それがわかったのは1994年。革命的なサイエンス研究の成果です。それまで「後天的に遺伝子が変わる」という常識はありませんでした。

◆断食で遺伝子オンで若返る！

――断食で遺伝子がオンになる？

山田：断食がなぜ効果があるか？　それは、ミトコンドリアなどが活性化し修復する。そのため遺伝子オフがオンになり、若返る！

――すばらしい！

山田：それをやってもらいました。だから、ファスティングで「若返る」という確信があった。落合さんなんて、巨人に在籍した3年間で2回優勝させたし、松井秀喜に一度も4番を譲らなかった。それに、終わって引退した後も中日の監督で大活躍した。

それをきっかけにプロ野球選手の間でブームになったのです。工藤（公康）とか小久保（裕紀）、現役ではオリックスの金子（千尋）、メジャーに挑戦した田中賢介（日本ハムファイターズ）、みんな私が指導してファスティングをやらせた。その他、たくさんの選手を指導しました。

プロゴルファーでも、横峯さくらなど5日間やって好成績が出るようになった。彼女は今も毎年、断食しますよ。

「食べなきゃいけない」という〝常識〟は間違いというのがわかってきた。

古代から、イエス・キリストやソクラテス、プラトンがなんで断食をやってきたか？

その理由は最先端の科学レベルで「断食こそ、本当に最高の健康法であり、医学であった」ということが証明されてきたからです。

——彼らは、真の賢人だった。

◆水だけ断食よりマグネシウム断食

山田：ただし、断食には重要な法則があります。水だけ断食ではダメなんです。ある病気には水だけ断食でいいものもありますが、頭痛などが起こったりします。禁忌、トラブルが起こる人が出てくる。すると、医者に文句いったり、あるいは、やる人自身が最初のイメージがつらかったらやれません。

——キツイからと、ね……。

山田：断食で有害な物が出るときに、うまく排毒するとラクなんです。断食は脂肪が燃えて悪い物を出すのに役立つ。けれど一部だけしか、出ていかない。するとかえってトラブルが起こってしまうことがある。ところが、私が研究してマグネシウム等を与えて断食するとうまくいくことがわかった。当時、このマグネシウム断食は非常に効果があった。

このマグネシウム断食なら、たとえば血管のカルシウムが溶けるので血管年齢が若返る。わずか数日で50代の血管が30代に若返る！　だから従来のダイエットのための断食ではないんです。

――若返り断食だ。

山田：本当に血管年齢が若くなります。マグネシウム断食は血管を硬くするカルシウムやコレステロールを溶かす。だから、いろんな若返り法の中でも認められブームになりました。

私は、この断食法をたくさんの人にやってもらいましたが、トラブルはゼロです。民間ホテルで医師もいないところでやります。１泊３万円で６泊もするので18万円はかかりますね。でもリピーターが６割。来た人は「本当によかった！」と喜んでくれます。最初は半信半疑ですけど（苦笑）。

◆細胞の中の奇跡〝治す力〟

山田：1980年代、断食研究していたとき、あるドクターが「断食を頭を良くするためにやる」といったのが、ものすごく印象的でした。ふつうご婦人はダイエットのため断食する。ところがその医者は「頭を良くする」という。

理屈はわかります。脂肪は脳関門を入れない。しかし、断食中に出るケトン（脂肪が分解され、エネルギー源として利用される際にできる物質）は脳関門に入る。そして脳中枢機能を改善する。それが「頭が良くなる方法」だった。

その後、ファスティングブームで、いろんな人がやっていますね。けれど本来は細胞環境を研究するとミトコンドリアなどのことがわかり、そのエネルギー改善理論としてファスティングが重要なことがわかると思います。

――マグネシウムファスティングとは理論的ですね。

山田：それは科学です。以前は、そんな知識はなかった。1990年代、20世紀末にわかってきた理論なんです。細胞のことごとくの機能がどんどんわかってきた。

従来のクスリ医療なんて、まったく無意味です。

――その山田式ファスティングは、何と呼べばいいですか？

山田：「ミネラルファスティング」ですね。細胞内外の環境の中で、ミネラル環境は非常に重要です。ほとんどが、細胞内にカルシウムが入ってきてしまっている。カルシウムが石灰化すると、あらゆる情報伝達系、免疫系、神経系、すべて異常が起こる。それを汲み出すポンプがマグネシウムです。

マグネシウムのない細胞は、ダメな細胞なんです。だから、私はマグネシウムを使って断食をさせた。当時、テレビ局が放映し、マグネシウムダイエットが流行ったのです。

――マグネシウムがポイントになるのですね？

山田：伝統的な和食では、豆や野菜、未精製の穀物といったマグネシウム豊富な食材をとれていたのが、徐々に欧米型の食卓に変わることによってマグネシウムがとりにくくなっています。さらに体内でストレスに対抗するホルモンを作る際にも大量のマグネシウムが必要とされます。ストレスまみれの日本人はただでさえ少ないマグネシウムをさらに枯渇《こかつ》させるような生活をしているのです。

一度使われたマグネシウムは主に尿などから排泄されてしまう。

マグネシウムとカルシウムは関連しながら働き、骨や血液を造るだけではなく、筋肉や血管の弛緩《しかん》と収縮も、この2つのミネラルの作用によるものです。ですから、マグネシウムとカルシウムのバランスが崩れると、生命にも危険を及ぼすことになるのです。

スポーツは環境に適応できなければ惨敗する

◆大横綱・白鵬の秘密、山田式栄養理論

――白鵬も先生の指導を受けたら、急激に成績を伸ばしていますね。

山田：昨日（取材したのは名古屋場所開催中）も名古屋場所に行ってきました。白鵬は、いつでも私のおかげといいます。本当に若返りましたもの。私と契約してからは、本当に取りこぼしがなくなりました。じつに安定しています。

――独特のファスティングをしているのですか？

山田：いや、野球選手とちがって、相撲取りはシーズンオフがない。場所が開けても巡業とかばかりだから、ファスティングはしません。けれども、彼は非常に少食です。驚きますよ。昼はあんまり食べません。大砂嵐だってラマダン（イスラム教の断食）で調子よかった。虎でもライオンでも、戦うときは食べません。食べちゃいけない。空腹で戦えるんです。満腹では戦えない。白鵬は、そのことをよく知っています。

――なるほど、白鵬の強さの原動力は「食べない」ことにあったわけだ。

山田：なぜ、アルゼンチンとドイツがワールドカップ・ブラジル大会で決勝に残ったか？

暑い夏の高温多湿で、みんな筋肉が動かなくなる。そんな環境にあるブラジルで、日本選手など、みんなダメです。練習は山ほどしても、もっと重要なことを知らなければいけない。マグネシウムが細胞になかったら、熱中症に適応できない。

ドイツが、なぜ勝ったか？　彼らは、細胞から元気になる食事に変えているからです。ソウル・オリンピックのときに、マグネシウムを与える食事にした。日本なんか、絶対ダメ。マグネシウムが絶対的に欠乏している日本人が、牛乳なんか飲んだら、余計ミネラルバランスが悪くなる。本来あるべきカルシウムとマグネシウムの体内比率は2対1とされていますが、慢性的なマグネシウム不足の影響で、この比率が崩れています。こうしたことを理解しない限りはダメです。教育においても、医学においても、ダメ。それは、今は簡単に検査もできます。それを知らない栄養学、医学なんて、話になりません。

——細胞から考える栄養学ですね。

◆一日一食なら3時間の高級な睡眠で十分

――睡眠時間も短くなりますね。

山田：ハイ。ショート・スリーパー（短期睡眠）になります。3回食べる人は8時間、2回食べる人は6時間、1回食べる人は3時間寝て……何にも食べなかったら、寝なくていい。これが、私の理論です。

質の高い睡眠は、非常に重要です。自己修復能力を非常に高めます。細胞修復は睡眠中にやっているのです。ノンレム睡眠下で神経細胞と神経細胞とに隙間《すきま》ができる。すると、脳脊髄液《のうせきずい》が流れて解毒する。だから質の高い睡眠をしなければいけない。そのためにも「食べる」のは少ないほうがいい。夜に食べる人は胃に血液がいってしまい脳に血液がいかないのだから、いい睡眠ができるわけがありません。

――寝る2時間前に食べたり飲んだりしたらダメだ。

山田：だから昔の日本人は、一日二食で睡眠は短く早起きだった。天皇家もずっとそう。アジアの人たちでも二食しか食べない。今の日本だけです、三食も食べているのは。

マグネシウムは細胞のスパーク・プラグ

◆断食はEDも不妊も治し子沢山

——断食で不妊も治り、ＳＥＸも強まり子供が生まれる。

山田：大いに関係があります。不妊症は卵子のミトコンドリアが老化するからです。細胞内でマグネシウムを失っている現代人は、不妊が多い。細胞レベルで考えると、理屈がわかります。

——若い人にも性的不能とかＥＤがえらく増えています。

山田：まさに、そうです。中高年などはバイアグラに頼る。あれは、もともと心臓病の血流改善剤だった。ＥＤというのは海綿体に血流が流れないからです。一種の血管収縮ですね。なんで収縮するのか？　それはカルシウムが収縮させる悪者なのです。マグネシウムがない細胞はすべてダメな細胞なのです。それの摂り方がある。ミネラルは金属だから難しい。たんにマグネシウムを与えればいい、というものじゃない。

それを勉強すると、マグネシウム改善で奇跡が起きます。治る病気はたくさんあります。私が学んだドクターが、それが得意でした。病名に関係なく、うつ病でも、糖尿病でも、心臓病でも、ガンでも……（笑）。これは、ミネラル栄養学の理論がわかれば簡単なことです。病気のありようが、手に取るようにわかってきます。

◆白鵬の靭帯《じんたい》損傷を1時間で治す！

――つまり、ファスティングはいろんな病気に相当効果がある？

山田：エネルギーほど大事なものはありません。細胞のスパーク・プラグ（点火プラグ）はマグネシウムなんです。エネルギーはお金と同じ。エネルギーを作ると、何にでも使える。カルシウムを汲み出すポンプにも使える。エネルギーを貯蔵しておいて、風邪を引いたときなど、病気を治すときに使える。たとえば血球細胞を呼んできて、どこの場所で、どう治すかの指令まで、細胞はするのです。そのためにエネルギーがいる。

怪我したときに細胞はすごいですよ。たとえば白鵬が名古屋場所13日目に怪我をした。骨折ではなく靱帯損傷だったけど、手を持ち上げても痛かった。私は京都からタクシー飛ばして駆けつけた。1時間で治りました！「動くーッ！」と白鵬は手を動かした。痛みで箸《はし》も持てなかったのが、本当に1時間で治った。

組織は損傷するとカルシウムは石灰化して、白血球が集まってこれなくなる。冷やしてもダメ。速やかにマグネシウムを与えたら、カルシウム石灰化が防げて、細胞が自分で治すのです。それは最先端の理論です。

そういうことがわかればわかるほど、いかに今の医学がダメかがわかります。病気の原因も、治し方も、勉強しない。何にもわかっていない。そんな人たちが治せるわけがない。クスリを入れただけ。足し算の栄養学では治りません。細胞とは、そんなもんじゃない。細胞環境というのは、非常にデリケートなのです。

◆身体にやさしいベスト断食法

――具体的に、ミネラルファスティングとはどのようにやるのでしょうか？

山田：ファスティングとは「断食」という意味ですが、すべての食を断つのではなく、身体に欠かせない栄養素（ミネラル）を摂取しながら、健康的に行なう断食です。

これには３つのステップを踏む必要があります。まずは「準備期」で、玄米食と「まごはやさしい」（第６章で詳述）食材をメニューの中心に据えます。水は良質なものを１日に２ℓ飲み、オメガ３が豊富に含まれる亜麻仁油《あまにゆ》を毎日大さじ１～２杯とります。これを３日ほど続けるのが準備期間となります。

――しっかりとした準備期間を経てから本番というわけですね。

山田：次が「ファスティング期」です。開始日の前日夜８時までに食事を終え、当日の朝起きて、まず良質の水を２００～４００ミリリットル飲みます。そして、この期間中は、特製ドリンクを、一日４～５回に分けて飲みます。この特製ドリンクはマグネシウムなど細胞解毒用の栄養を入れてあるものです。そして、これを朝昼晩と就寝前の４回を目安に飲みます。この特製ドリンクと水以外には基本的に何もとりません。この期間が５～７日間です。

――復食も大切になってきますね。

山田：このファスティング期が終了したら、続いて、通常の食事に戻していく復食期です。せっかくファスティングをしたのに、ここで一気に高タンパク、高脂肪の食事をしてしまえば身体がびっくりしてしまいます。最初に口にするのはやわらかく炊いたお粥で、だんだんとふだんの食事に戻していきますが、ここでも基本は「まごはやさしい」です。そして、これはふだんの食事でも気をつけていただきたいところです。

――山田先生のところでファスティング体験すれば、きちんと効果が得られるわけですね。

山田：そうです。必ず成功します！　だからたくさんのアスリートもしています。毎年、シーズンオフにほとんど実行します。実行してみれば、その成果が体感できるはずです。

……………………………………

彼の指導を受けたアスリートが軒並み好成績をあげていることからも、そのファスティング理論の確かさは証明されているといえます。

山田氏の著書『脳がよみがえる断食力』（青春新書インテリジェンス）に次のようなエピソードが登場します。「神様、仏様、稲尾様」と謳《うた》われた大投手・稲尾和久氏が、落合博満選手（当時）にこう語りかけました。

「おまえは一流の選手と超一流の選手の違いがわかるか？　超一流の選手は、ファンや監督が打ってほしいときに打てる人だ。そういう意味では、おまえはまだ一流ではない」

「では、どうしたらいいんですか？」と問いかける落合選手に、稲尾氏はこう答えたといいます。

「まず、結婚して食生活を変えることだ」

つまり、稲尾氏は、食事（食べ方）が間違っていては超一流にはなれないと説いたのです。問題は食事全体の「質」と「量」なのです。

ところで、最近、「炭水化物は食べてはいけない」「肉はいくら食べても大丈夫」など、「質」「量」ともにおかしな食べ方を指導する「健康本」がブームになっているようなのです。

世にも恐ろしい「糖質制限食ダイエット」

◆生命の真理にかなっているか？

世の中、健康ブームで、「××健康法」のタネはつきません。巷《ちまた》にあふれるさまざまな書籍、広告、ベストセラー本……。いったいどれが正しいのか？

多くの方は大いに混乱し、迷うはずです。さらに、これら「××健康法」の背景には、大きな利権が隠れている場合も多いのです。

「肉を食べろ！」という本の背景には食肉業界、「砂糖は頭をよくする！」という説は砂糖業界が書かせているのです。大学教授のもとには「××推奨本を書いてほしい」と業界から高額謝礼で依頼があるそうです。だから、「××健康法」をチェックするときは、背景に利益業界が存在していないかどうかも判断材料にしてください。

それと——生命の真理にかなっているか——が真否の目安になります。

その発想から、昨今ブームになっている健康法を考えてみましょう。

◆血糖上昇速度（GI値）に無知な説

「糖質制限ダイエット」……これは昨今、大変なブームになっているようです。

なかでも『炭水化物が人類を滅ぼす』（夏井睦著、光文社新書）は、ＴＶ番組などでも紹介され、発売以来ベストセラーとなっています。著者は、練馬光が丘病院に勤務する医師。

「日刊ゲンダイ」（２０１４年４月12日）に著者インタビューが載っています。

「なぜ、炭水化物がいけないのですか？」という問いに、こう答えています。

「食品の中で、もっとも血糖値を上げる。血糖値を下げる手段は炭水化物の制限しかない」

これは、間違いです。血糖値が上がるもう一つの理由はストレスです。「交感神経」の緊張でも、血糖値は上がるのです。

筑波大学名誉教授村上和雄博士の実験では、被験者を笑わせると４割も血糖値が下がります。だから、血糖値を下げる方法は「炭水化物制限しかない」は間違いなのです。

もう一つ。夏井医師は、炭水化物イコール穀物と、両者をいっしょくたにしています。これも、間違いです。なるほど、炭水化物が血糖値を上昇させる要因であることは事実です。しかし、問題は、その体内に吸収されたときの血糖上昇スピードなのです。

糖質制限が、間違いであることは寿命からも証明されています。糖質制限をした人は、そうでない人より、早死にしているのです。命を削る糖質制限は、まさに致命的なダイエットだったのです。

◆GI値を知らずに暴論を展開

精製した「白砂糖」「白米」「玄米」、いずれも炭水化物です。しかし、食べたときの血液中への吸収スピードは、決定的に違います。

カナダ・トロント大学のジェンキンス博士らが1982年、食物の種類によって、その成分が同じでも摂取後、血糖値の上昇に違いがあることを発見。それを比較する数値として考案されたものが「GI値」(グリセミック・インデックス)です。

「ブドウ糖」を１００として比較します。

この数値が高いほど「血液中への吸収スピードが速く、インスリン分泌などに影響しやすい」のです。この吸収速度の速い食品ほど、膵臓インスリン分泌に負荷をかけます。それが膵臓を疲弊《ひへい》させ、低血糖症、糖尿病などの原因となるのです。

むろん、「白砂糖」「白米」「玄米」の中でＧＩ値がもっとも高いのは「白砂糖」です。ついで「白米」、最後の「玄米」は、もっとも吸収が穏やかで、ＧＩ値も極めて低い食品であることが知られています。

だから、糖尿病を防ぎ、血糖値を下げるには、ＧＩ値の低い玄米などを、一日一食か二食、少量いただけばいいのです。

中国の長寿郷の百寿者の老人たちは、日々、穀物のお粥を好物の主食としています。それを「現代病の原因」と取り上げていいのでしょうか。

◆脂身、焼き肉、気にせず食え!?

また、夏井医師は次のように述べています。

「日本人は大昔から米を食べているように思うけど、違いますよ。米を三食食べるようになったのは、1960年以降です。昔の人は野草や野菜を中心に食べてきた。穀物がないと生きていけないというのは幻想です」

米を食べるのは、江戸後期からといえば正しいでしょう。「昔の人は野草や野菜を中心に食べてきた」は間違いです。米作は、今や、縄文後期から行なわれてきたことが明らかになっています。また江戸時代、各藩の国力を石高《こくだか》で表したのも米が主食だったからです。

そして、記事の最後では、仰天アドバイスをしています。

「マヨネーズも脂身も焼き肉も気にせず食べてください。タンパク質と脂肪は、十分とることがコツです」

彼は、高タンパク質、高脂肪、高カロリーの〝5高食〟が、現代病の元凶であると断定した「マクガバン報告」や、動物性タンパクが史上最悪の発ガン物質であることを証明した「チャイナ・スタディ」（ともに第6章で詳述）の存在すら、知らないのでしょう。

◆肉好きは大腸ガンで死ぬリスクが4～5倍

糖質制限ダイエットなどに共通するのは、「炭水化物をとるな!」という厳命です。するとエネルギーは、タンパク質、脂肪からとるしかなくなります。

そこで「肉、脂質は、いくらとってもかまわない」という論法になってしまいます。

すると、肉食有害論がジャマになり「肉食有害論は誤り」などと主張する本も出てくるのです。

ほとんど肉を口にしない日本人と肉中心の白人の死亡率を比較した疫学調査がありま す。そこでは、白人は日本人の4倍も大腸（結腸）ガンで死亡しているのです（『ぼくが肉を食べないわけ』ピーター・コックス著、築地書館）。また、アメリカに移住した日系人が、肉中心の米国式の食事になるにつれ、大腸ガン死が5倍に激増した事実も立証されています。

「〝肉食で大腸ガン〟はデタラメ」と主張するある医師の根拠には、あぜんとしました。「もし正しければ、肉食動物はことごとく大腸ガンで死なねばなりません」。

この医師は、肉食動物の唾液が、肉タンパクを消化するため酸性であることすら、知らないのでしょう。その消化器系が、肉食の害（腸内腐敗）を避け、速やかに排泄するため、草食動物の4～5分の1の長さしかないことも、ご存じない。また、肉食獣は、草食動物を襲ったとき、まず腹を食い破り、その腸の中にある未消化の草をまっ先に食べ、肉食の害を防いでいるのです。

◆肉、脂肪はいくらとっても太らない？

『「糖質制限」ダイエット1カ月献立レシピ109』（江部康二著、講談社）は料理の写真満載のムックです。著者は、医師で高雄病院理事長。

しかし、ここでも「肉・卵・油OKだから、ごちそうが食べられる！」「空腹のストレスなし」という謳い文句です。

つまり「糖質（炭水化物）をとらなくても、肉、卵、脂肪をたっぷりとればいい」という論法です。

「太る原因は、糖質のとりすぎ。太るのはカロリーや油が原因ではありません」（同書）というのは、あまりに荒っぽい言い方です。著者は糖質（炭水化物）以外なら、タンパク質や脂肪などをいくらとっても太らない、と断言しています。

肥満とは、余分な栄養分を脂質に変えて、体内に蓄える生理現象です。肉や脂肪分は、いくら大量に食べても余分な栄養分として皮下脂肪などになることはない——と、著者はいっているのです。

そんなことはありません。肉や脂肪も吸収されると、体内で糖質（炭水化物）に変換されます。だから、過剰な肉・脂肪は、過剰な糖質となり、それが余ると中性脂肪に変えて皮下や内臓に貯蔵されます。つまり、肥満になるのです。

だから、「肉や油はいくらとっても太らない」はまったく誤りです。

ただ、「糖質制限食10カ条」として「やむをえず、主食をとるときは、未精製の穀物（玄米・全粒粉のパンなど）が望ましい」というアドバイスは間違っていません。さらに「飲料は、牛乳は避ける。成分未調整豆乳、番茶、麦茶、ほうじ茶はＯＫ」「白パン、白米、麺類及び菓子、白砂糖などの精製炭水化物の摂取は極力控える」「できる限り、化学合成添加物の入っていない安全な食品を選ぶ」には私も同意します。

小麦でなく「カロリー減」で病気は治った

◆「小麦」を「カロリー」に入れ替えたら……

『小麦は食べるな！』（ウイリアム・デイビス著、白澤卓二訳、日本文芸社）とは衝撃的なタイトルです。帯には「全米・カナダで、たちまち130万部突破！」とあります。これは、日本人にしてみたら「米は食べるな！」といわれたに等しく、そのタイトル・ショックで、皆、手に取ったのでしょう。

「もし、あなたが、厄介《やっかい》なぽっこり小麦腹を突き出しているなら、（中略）小麦を断てば、健康問題のほとんどが解消されるでしょう」（はじめに）

さらに、著者は主張する。

「肥満による破壊的病気のリスクを抱えた何千人もの患者の診察と治療をしてきた」「ぽっこりお腹の脂肪が、小麦を断ったことで消えたのを、目の当たりにした」と強調します。

そして、潰瘍《かいよう》性大腸炎、関節痛……など「これらの症状の根本的原因が小麦であり、小麦を食べなければ、症状を緩和または、完全に消す科学的研究結果は、たくさんあります」。そして、「小麦を断ったとたんに『奇跡』が起きた！」という。

何げなく読むと、「小麦断ちは、素晴らしい！」と思ってしまいます。

しかし、これ、どこかで読んだような気がしませんか？

そう、本書とそっくりです。ここで「小麦」を「カロリー」に入れ替えて、読んでみてください。すべて、見事に意味が通るでしょう。

この本の帯に「小麦をやめれば、病気は治る！」とあります。それも「食べるのをやめれば、病気は治る」と言い替えられます。

◆断食で万病が治るのは当然

欧米の主食は小麦です。それを、パンやパスタ、ケーキなどで食べています。つまりは、欧米人にとって最大のカロリー源です。それを、やめる。それは、早くいえばファスティング（断食）そのものです。つまり、この本は、ファスティングすれば「病気は治る」

「スリムになる」「お腹はひっこむ」といっているのと同じです。

帯にある『小麦抜きの食生活』を送った患者さんは、１週間から２カ月で、高血圧、糖尿病、心臓病、内臓疾患、脳障害、痛風、リウマチを見事に克服」も当たり前。

「断食（ファスティング）は、万病を治す妙法」（ヨガ教義）だからです。

第１部の見出しに「全粒粉が『体にわるい』これだけの証拠！」とあります。

ページを繰ると全粒粉パンのＧＩ値は72で、精白パン69より、「高かった」ことを批判の理由にしています。しかし、誤差の範囲でしょう。著者は「小麦製品は例外なく等しく血糖値を上げる」と主張していますが、全粒粉パスタはＧＩ値42。論理が破綻《はたん》しています。

さらに、著者はこう述べます。

「小麦食品は、豆類からお菓子まで、他のどの炭水化物に比べても、血糖値を上げます」

著者はＧＩ値の基準指数がブドウ糖１００であることを知っているはずです。ブドウ糖も炭水化物ですし、コーン・フレーク80〜99、マッシュドポテト70〜79、ポップコーン（同）、白飯（同）……と、小麦食品よりＧＩ値が高い炭水化物はゴロゴロあります。

つまり、著者は、小麦をとにかく〝悪者〟に仕立てるため、強引に小麦をおとしめているのです。

◆食生活の根本を狂わす

『世にも恐ろしい「糖質制限食ダイエット」』（幕内秀夫著、講談社＋α新書）は糖質批判本の〝批判本〟です。糖質制限ブームに痛烈な一文。

「美食家で大酒のみのメタボ男性しかできない『道楽健康法』に、女性や子どもを巻き込むな」

まさに、言い得て妙。一読して、共感するところ大です。

これまでも炭水化物（糖質）を減らすダイエット法はたびたび登場しています。それらは砂糖の多い菓子パンやジュースを控えるなどのダイエットでした。

しかし、今回流行しているのは「主食のご飯も食べるな」といっているのです。そして、従来のダイエットとの決定的な違いは「糖質さえとらなければ、好きなものを好きなだけ食べても太らない」と断言していることです。

それを幕内氏は「食生活の根本を狂わす方法」と痛烈に批判します。

さらに「いい影響ならまだしも、悪い影響を与える可能性が高い」「体調を崩す人や病気になる人が増えるのではないか」とまで予告しているのです。

◆糖尿病の「病人食」が化けた

そもそも、この糖質制限食とは、もともと糖尿病の患者に対する「病人食」だったのが、いつの間にか「ダイエットに効果的」というようにすり替わってしまったのです。

幕内氏は「ダイエットとして徹底して糖質を排除した結果、非常に危険な状態に陥ってしまう人が多い」という事実をあげる。そして、とくに「思春期女性はやってはいけない」とクギを刺します。

さらに、この糖質制限食ブームの背景には「ブームを維持しなければならない業界が誕生している」。つまり、一種の〝利権〟集団が生まれているといいます。

「その人たちにとって、糖質制限食に対する疑問や批判は、黙って見過ごすことができない状態になっている」と指摘する。それは、〝彼ら〟にとって「死活問題」だからです。

どうも、異常なブームの根は深そうです。

幕内氏は、糖質にも2種類あり、

①複合糖質（ご飯、そば、イモ）などより、

②精製糖質（白砂糖、異性化糖など）のほうが、はるかに問題と強調しています。

それはＧＩ値の比較からも、いうまでもありません。②は吸収が速く、血糖値を速く上げてしまいます。それを①と一緒に、糖質として制限しようとする。ここからも「狂ったダイエット」であることがわかります。

◆乳ガンが3、4倍増する

幕内氏は、私と同じ懸念を抱いています。

糖質制限の代替としてとる脂質、タンパク質の過剰による悪影響です。

とりわけ彼が心配するのは、脂質過剰による乳ガンなどの婦人科系疾患の増大です。たとえば、乳ガン、卵巣ガン、子宮筋腫、子宮内膜症……などが近年、急増している最大の理由が脂質の過剰摂取なのです。つまり「アブラのとりすぎ」。それは、確実に乳ガンなどを急増させます。同じ日本人でも、アメリカ在住だと乳ガン発症率は約3倍です。つま

り、脂質過剰の食生活は、確実に乳ガンを3倍、4倍増させるのです。それは、心臓病も同じです。

最近では日本糖尿病学会まで「糖質制限はすすめられない」と否定的です。その理由は「タンパク質、脂質の摂取量が増加し、健康が懸念される」から。具体的には「タンパク質のとり過ぎが腎臓機能を悪化させたり、脂質のとり過ぎが動脈硬化を促進させて心筋梗塞や脳卒中のリスクを高めたりする」からです。糖質制限ブームの幕が閉じるのも、早そうです。

以上のように「糖尿病の元凶は糖質！」「糖質ゼロでダイエット！」と短絡した発想は危険です。３大栄養素の炭水化物、タンパク質、脂肪のうち「炭水化物はゼロにしろ！タンパク質（肉）、脂肪はたっぷり食え！」は、あまりに暴論です。

これまで述べた栄養本は、炭水化物という一つの栄養素を悪玉に仕立て、他の二つの栄養素（タンパク質、脂質）を善玉として持ち上げる論法です。

これは極めて偏っていて、実践するとアンバランスな食生活になってしまいます。炭水化物をゼロにした分、大量摂取をすすめるタンパク質、脂質の過剰の害が、確実に身体を蝕みます。

◆「量」は少なく、「質」は高く

3大栄養素は、どれが良くて、どれが悪い、のではありません。食べる「量」を少なくし、「質」を高める。つまり、「高質」の「少食」にする。さらに、年をとるほど、その量は「極少食」にする。

「大食漢は早死にします」「少食漢は長生きします」

言い方を変えれば「太く短く生きる」か「細く長く生きる」かです。

一方は、肥満体で病気満載でアッという間に死ぬ。もう一方は、引き締まった身体で病気知らずで長寿を愉しむ。

どちらが理想的な生き方かは、いうまでもありません。

152歳ヨガ行者の一日の食事は、手のひらに乗るほど微少食だったのです。それを、ゆっくり、唾液と混ぜるようにいただいていました。見習いたいものですね。

第6章

一日一食で、食べたら良いもの悪いもの

髪は黒々、アメリカで40代に見られた話

◆「洋食」から「和食」への回帰

「もっとも理想的な食事は、日本の伝統食である」

これは米上院栄養問題特別委員会報告（マクガバン報告）の結論です。

同リポートは「人類史上、もっとも綿密かつ厳格な『食事と健康』調査」と称賛されています。そこで、日本の伝統食が〝究極の食事〟と評価されているのです。私たちは、もっと胸を張ってよいと思います。先祖の叡智に誇りを持つべきでしょう。

しかし、日本政府のとった対応は不可解です。なんと、原労省はいまだに、この米国政府が行なった史上空前の栄養・健康調査を黙殺しています。栄養学の現場でも、一切、教えようとはしません。そして、大新聞、テレビは一貫してこのリポートの存在すら黙殺しています。

その後、行なわれた世界規模の栄養調査「チャイナ・スタディ」でも、動物食（アニマルフード）中心の洋食より、菜食を中心とした和食のほうが優れていることが証明されています。

「洋食」から「和食」への回帰――これが、原点です。

食べていいもの、悪いものは、これを基本に考えるべきです。

◆「番茶」「ゴマ」「海苔」のバカ食い

私はあまりキッチリしたことは苦手です。いいかげんが、いい〝加減〟と思っているくらいです。できるだけ、イヤなことはやらない。疲れたら、休む。横になる。夜、布団に入ったら、すぐ眠ればありがたい。朝の目覚めが心地よければ、それで満足です。鳥のさえずりが聞こえれば、最高ですね。

開け放った窓から名栗川の爽《さわ》やかな川風が室内を抜ければ、もういうことはありません。「趣味は？」と聞かれたら、迷わず「昼寝！」と答えるでしょう。

私は小学校2年くらいのときから、母がとっていた『暮らしの手帖』を読み耽《ふけ》る変わった子供でした。今の私があるのも、その原体験ゆえでしょう。

その頃から、日本人の暮らしは少し変だな、と思っていました。

ビスケットに、タール色素なるもので色を付けていることに驚いたのも、その頃です。

こうして「食べていいもの」「悪いもの」が心にひっかかりながら、成長してきました。

そうして、田舎の自然の中で育ってよかったなと思っています。

家族総出で田植えをしたり、稲刈りをしたり、お茶を摘んだりした思い出は、じつに得難いものでした。九州の山野で育ったワラビや、栗や、シイタケや、グミをたっぷりいただいたこともありがたい。

◆「104歳まで生きマース！」

数年前に、アメリカでは〝ゴッド・ハンド〟として知る人ぞ知るヒーラー（治療師）のケン小林さんと出会いました。彼は、私より10歳も年上なのに、少年のような若々しさにキラキラ輝いている方です。

彼は、私の手相を観るや、「あなたは、104歳まで生きマース！」といってくれたのとです。

です。なんの縁《えにし》か、宇宙からいただいた生命を、できるだけ長らえることはありがたいこ

２０１４年6月、ケン先生の招きでニューヨークを訪ねました。一日青汁一杯で生きていらっしゃることで有名な森美智代さんと、現地で講演をするためです。

ケン先生の診療所で、物腰の上品な黒人女性に出会いました。

彼女に、アメリカでは「少食が健康にいい」という発想があるのか、尋ねました。

彼女は、ほほ笑みながら首を振り、アメリカ人は、より多く食べるのがハッピーだと思っているのよ、と答えました。

私が一日一食だというと、「オー・イェー！」と目を見開きました。

私が「何歳に見えます？」と聞くと首をかしげます。

「64歳です」。そう答えると、言葉にならない声を発しながら、首をさらに横に振りまし

た。「40代かと思ったわ」。信じられないという目つきです。

【茶】まずは、番茶！　素晴らしい10大薬効を見よ

◆茶どころの胃ガンは5分の1

私が若く見られたのも、髪が黒々としていたからでしょう。さらに、身体が引き締まっていたこともあるでしょう。私は別にこれといった健康法を行なっているわけでもありません。よく、何を食べているのですか？　と聞かれます。

心がけていることをお話ししましょう。

「番茶のがぶ飲み」「ゴマの黒がけ」「海苔のバカ食い」

これが、私が昔から続けている養生法です。それに、この10年ほどは一日一食が加わったわけです。

▼番茶のがぶ飲み：緑茶は民間茶の王様といえます。それには、素晴らしい抗ガン作用が

あるからです。ガンを防ぐのは、まず成分のカテキンです。この有効成分を含む水をマウスに３カ月与えると、発ガン割合が、与えない群にくらべて３分の１になったのです。その量は、ちょうど人が一日に緑茶10杯飲んだ量に相当します（埼玉県立がんセンター、藤木博太医師ら）。

胃ガンによる死亡率を全国平均１００％とすると、静岡県中川根町の男性は20・８％でした。なんと5分の１です（女性29・２％）。この町は「川根茶」の産地として有名です。この茶どころでは「食事のとき以外でも、たびたびお茶を飲む」風習があります。そして、「茶葉も、そのつど取り替える」「濃いめに出す」のです（静岡県立大、小国伊太郎博士ら）。

緑茶の中でも、番茶が一番おすすめです。

静岡大学で番茶、煎茶、抹茶、ほうじ茶……など8種類の緑茶を比較したところ、すべてにガン抑止効果が確認されました。なかでも、番茶はずば抜けた抗ガン作用があったのです。とくに、鹿児島県産の夏場の二番茶、三番茶に、もっとも効果がありました。強烈な太陽の日差しの恵みといえます。安い番茶ほど薬理効果が高いのは、嬉しいことです。

◆大鍋で番茶たっぷり水がわり

さらに、緑茶カテキンには、以下の効能があります。

①細胞のガン化防止
②血圧・血糖値を正常に
③腸内善玉菌が増加
④虫歯・口臭予防に著効
⑤体脂肪が減る（ダイエット効果）
⑥過酸化脂質を抑制
⑦遺伝子の突然変異を防止
⑧アルツハイマー病予防
⑨抗ウイルス・抗菌作用
⑩エイズにも著効

私は無農薬のお茶以外は飲みません。愛飲しているのは京都の中井製茶。１年分くらいまとめて宅配便で購入します。番茶は、３〜４ℓ入りの鍋でお湯を沸かして、ほぼ半袋ほど放り込みます。濃いめに出した番茶をペットボトルなどの容器に入れ冷蔵庫に保管して、水がわりに飲むのです。

【ゴマ】すりゴマを、どっさり振りかけいただく

◆ゴマを何にでもぶっかける

二番目の養生法は「ゴマの黒がけ」です。

じつは、白ゴマでもかまいません。私は、できるだけ「すりゴマ」を持ち歩くようにしています。そして、外食でラーメンや蕎麦をいただくとき、ゴマをどっさり入れるように

しています。ラーメンなど濃厚なゴマ味になって、とても美味しいですよ。

私は、日頃、できるだけ雑穀や玄米ごはんを食べるように心がけています。ただし、家族が白米を食べたがることもあります。そこは妥協しても、白いご飯に、必ずどっさりゴマを振りかけていただきます。それこそ、ごはんが見えなくなるほどかけるのです。ごはん粒はどこだ！　と探すくらいです。これに、さらにゴマ油と醤油少々。すると、じつにゴマの香りが香ばしくて美味しいですよ。

髪が黒いのはゴマのせいかもね、と家人はいいます。

◆おそらく地上最強の健康食品

私がゴマにこだわるのは、『ガンにならないゾ！　宣言』（PART1・2、花伝社）という本を書いたときに、あらためてゴマの卓効に舌を巻いたからです。

それは、おそらく地上最高の健康食品といっても過言ではないでしょう。

「開け！　ゴマ」（オープン・セサミ！）という言葉をご存じでしょう。

これは中東のおとぎ話「アリババと40人の盗賊」に登場する呪文で、この魔法の言葉を唱えると、金銀財宝がぎっしり詰まっている洞窟の扉が開くのです。

中東では、ゴマひと粒とラクダ1頭とを交換した、とさえいわれるくらい貴重品だったそうです。むろん、たとえ話でしょうが、その珍重のされ方が伝わってきます。

とにかく、古代からその驚嘆する薬効は、伝承されています。

中国の古典的医学書『神農本草経』（2～3世紀）にも、こう特筆されています。

「内臓の機能が傷ついた病気や、弱り衰えた病人を治すことができる。五内と呼ばれる肝臓、心臓、脾臓《ひぞう》、肺、腎臓の五臓の機能を補い、元気や体力を益し、肌の肉付きを成長させ、骨の髄液や、脳を充たす作用がある。久しく服用すれば、だんだんと身が軽くなり、歳をとっても老いがないようになる……」

つまり、ゴマには若さを保つスーパー栄養効果があるのです。

◆老化スピードを4割に抑える

その秘密を解き明かしてみましょう。

▼抗ガン作用：マウス実験で、皮膚ガンが40％に減少。

▼乳ガン抑制：マウス実験で、乳ガンが約60％に減少。

▼老化防止：ゴマ成分を与えたラットは、老化速度が4割に抑えられます。

▼抗酸化作用：ゴマを与えると肝臓や腎臓の脂質過酸化が抑制されます。

▼心臓病・脳梗塞防止：動物実験でエサにゴマ脱脂カスを10％添加した群は、大動脈内コレステロール沈着が、約4分の3に抑制されます。

▼高脂血抑制：ハムスターの実験でゴマ成分（セサミン）を与えた群は、少量及び大量のコレステロールを与えても、肝臓コレステロールの増加を防ぎ、正常値に抑えるのです。

▼ダイエット効果：ゴマ成分セサミンには、小腸からのコレステロール等の吸収阻害効果があり、吸収率は約7割に減少。脂っこいものを食べても体内に吸収されにくくなるので、ダイエット効果に通じます。

▼高血圧改善：ラットの実験で、ゴマ成分セサミン投与の降圧効果も確認。

▼二日酔い防止：ラットにエチルアルコールを飲ませて、血中濃度の変化を測定した実験では、セサミン投与群は、無投与群に比べて、アルコール血中濃度

が３割に激減。酒を飲むときはゴマ料理を大いに食え！

……まだまだ、ゴマの薬効をあげているとキリがありません。

その効能（薬効）に魅せられた研究者たちが「日本ゴマ科学会」という学会までたち上げているほどです。ゴマの驚異の薬効をさらに詳しく知りたい方は、『ゴマ――その科学と機能性』（並木満夫著、丸善プラネット）の参照をおすすめします。

サントリー「セサミン」よりは100円ショップで！

◆「安い」し料理に大活躍！

ここまで読んで、「そうか。なら、サントリー『セサミン』とろうかな？」と思った方もいるでしょう。同社がゴマ成分セサミンの驚異的な健康効果に着目したことは、評価したいと思います。

しかし、サイフと相談してみてください。私は「すりゴマ」を100円ショップで5、6袋まとめ買いし、冷蔵庫に保管しています。

なかには親切に用途例の表示があるものもあります。

▼ゴマ醤油：すりゴマ（大さじ）2、醤油3、煮だし汁1、砂糖1。

▼ゴマ酢：すりゴマ（大さじ）3、酢4、醤油1、砂糖2、塩（小さじ）半分。

どうです？　「セサミン」では、ゴマ風味を生かした、こんな料理は不可能ですね。

ゴマをたっぷりいただく秘訣は――「ゴマだれ」の常備。作り方もカンタンです。

「和風ゴマだれ」と「中華ゴマだれ」のレシピは次ページのイラストのとおりです。その他にも――

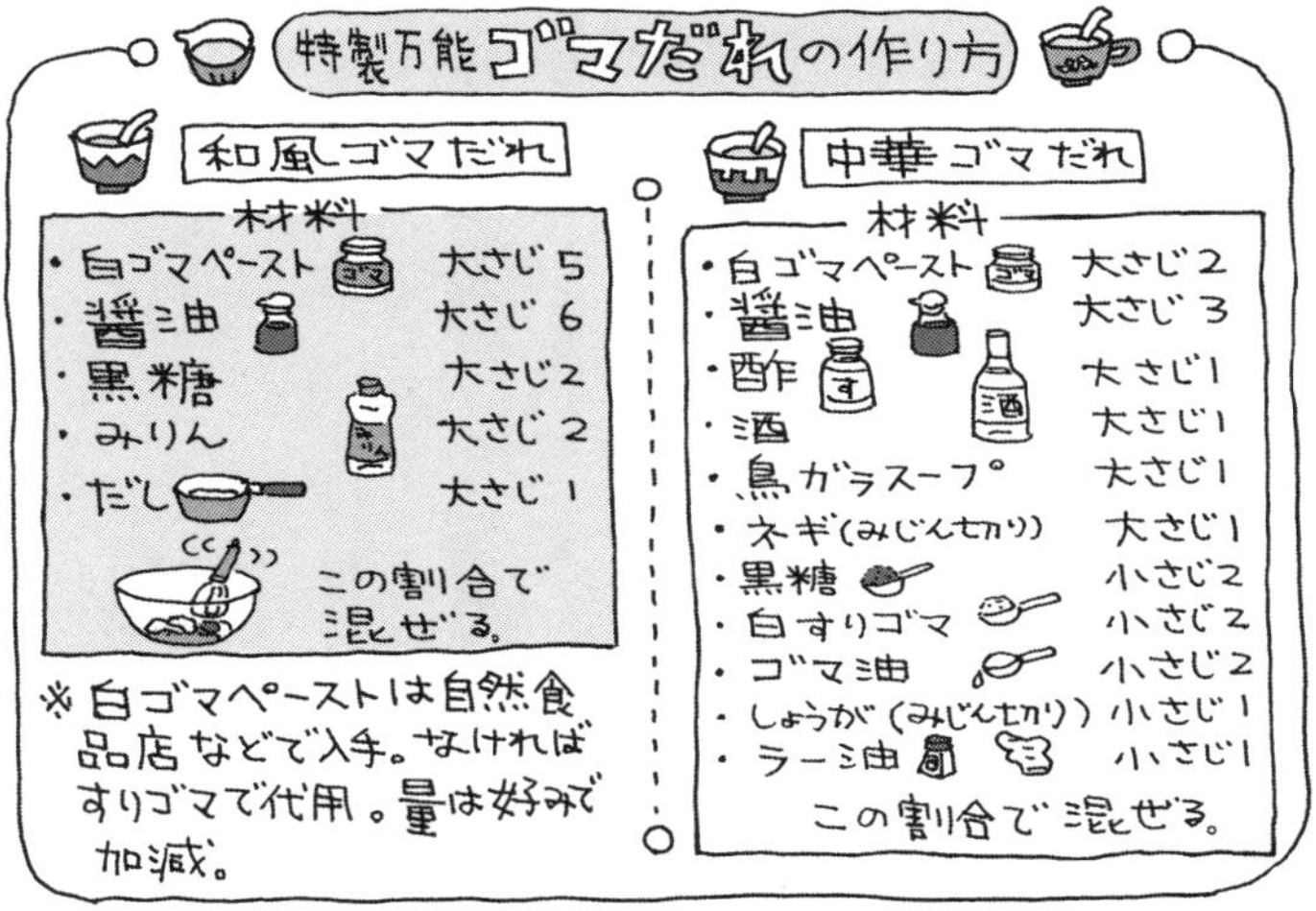

▼**ゴマツユ**：これは、「和風」「中華」の「ゴマだれ」に、薄めの「だし汁」を加えるとアッという間にできます。
▼**ゴマ味噌ドレッシング**：白ゴマ油（カップ）4分の3、ゴマ油4分の1、酢4分の1、白すりゴマ（大さじ）7、味噌（大さじ）3杯半、黒糖（小さじ）1強。作り方は、味噌、すりゴマ以外を泡立て器で混ぜる。味噌を少しずつ入れ、なめらかにし、最後に白すりゴマを加えて完成（『開けごまクッキング』岩崎園江著、創森社）。

このイラストをコピーして台所にメモ代わりに貼っておくことをおすすめします。思いついたときにパッと作り、冷蔵庫で保管しておけば、健康ゴマ調味料として、バツグンの効果を発揮してくれるでしょう。

【海苔】海苔は〝海の野菜〟バリバリ食べよう！

◆食卓に海苔を欠かさない

海苔は〝海の野菜〟と呼ばれます。

海苔のバカ食いとは、食卓に海苔を欠かさない暮らしです。蕎麦、そうめんのつゆに刻んで入れる。醤油をつけてご飯に載せて食べる。練り海苔も、ご飯がとても美味しくなる。ビールや酒のつまみなら、焼き海苔をゴマ油につけると美味！

私は、うどんやラーメンにも、つゆの表面が真っ黒になるほど海苔を入れます。

その理由は、まず、第一に海苔が美味いからです。そして、栄養バランスも最高になります。

海苔巻き、海苔むすび、海苔弁当……まさに、日本人の叡智が結集した健康料理だと思います。私が海苔の常食をすすめるのは、海苔には驚異的な抗ガン作用があるからです。あなたは、意外な事実に驚くでしょう。

▼**抗ガン作用**：大腸ガンを20％に減らす。

ラットに強い発ガン物質を与えた後に、海苔グループ（2％添加）と対照グループに分けて観察した実験があります。海苔ゼロの対照群は、10匹中7匹に、計10個の大腸ガンが発生しました。海苔群は10匹中2匹に1個ずつで2個のみ。ガンの個数を比較すると、海苔には大腸ガンを20％に抑制する効果があったのです。

▼**乳ガン防止**：海苔は乳ガンも8分の3（約4割）に減らします。

生まれつき乳ガンにかかりやすいマウスで比較した実験です。エサに海苔2％を添加した群と、無添加群を比べてみました。すると無添加群は10匹中8匹に乳ガンを発症。これに対して、海苔グループは10匹中3匹でした。つまり、海苔が乳ガン発生リスクを8分の3（約4割）に減らしたのです（北里大学、山本一郎博士の実験）。

このラット実験で海苔グループに2％添加された量は、人間ではどれくらいに相当するでしょう？　それは、約10グラム、一日海苔3枚の量です。まあ、前述の「番茶のがぶ飲み」「ゴマの黒がけ」を実行している人なら、一日1枚も食べれば十分でしょう。

◆海苔は抗ガン物質の〝宝庫〟

海苔の抗ガン作用は、大腸ガン、乳ガンだけでなく、当然他のガンに対しても発揮されます。そのメカニズムは、まず海苔が備える強い抗酸化作用です。これは、番茶、ゴマとも共通します。

活性酸素の働きを抑えるために有効な成分が、抗酸化物質です。それらは「ビタミンE、ベータカロチン、ビタミンC、メラトニン、共役リノール酸などです。海苔には、こ

れらの成分が多く含まれています」（『海苔の驚くべき効用』野田宏行他著、チクマ秀版社）

さらに、海苔には、次のような医学的効能が学術的に報告されているのです。

▼**動脈硬化防止**：含有成分が悪玉コレステロールの酸化を防ぎ、血管を若く保ちます。

▼**心筋梗塞予防**：血管壁へのコレステロール沈着による血栓を防ぎ、心臓発作を防ぐ。

▼**高血圧を改善**：海苔には降圧作用があります。

▼**肌荒れ防止**：皮膚や粘膜を健康に保つ作用が確認されています。美容にも最適。

▼**胃腸病を防ぐ**：成分には胃や腸などの消化器を丈夫にする働きが確認されています。

▼**眼病に卓効あり**：近視、老眼などによる視力低下を回復する作用があります。

▼**風邪の予防**：有効成分が、呼吸器の粘膜を強くし、風邪を引きにくくなります。

▼**悪性貧血**：これは赤血球が弱ってドロドロ血液になる現象。一日1枚で改善します。

▼**イライラ予防**：海苔に豊富なビタミンB12は、精神安定作用が確認されています。

▼**骨粗しょう症**：海苔にはカルシウム、マグネシウムが豊富なので骨が強くなります。

▼**腰痛・肩凝り**：これもカルシウム不足が原因です。海苔を食べることで解消します。

味噌も、世界に誇る超健康食品なのだ！

◆肝臓ガンが3分の1、乳ガン6割に

味噌にも、驚異の抗ガン作用があります。赤味噌、白味噌に含まれる脂肪酸エステルが、発ガン物質を抑制し、無毒化することが立証されています（広島大学、伊藤明弘教授）。さらに、味噌の健康効果も目を見張ります。

▼乳ガン防止：味噌汁を多く飲むほど乳ガン発生率は減少します。一日1杯以下の人に比べて、2杯飲む人は26％、3杯以上なら40％も発ガン率が激減しています。これは、大豆成分イソフラボンの抗ガン効果とみられます（厚労省研究班報告）。これら抗ガン作用は、他のガンに対しても有効です。

▼肝臓障害：味噌には有毒物質を排出する強いデトックス作用があります。その典型が

放射能排泄作用です。タバコの有毒ニコチンも味噌は強力に排毒します。放射能による体内被曝を防ぐのに、味噌をとることは、もはや常識です。

▼心臓病防止：味噌、醤油、納豆など発酵食品に含まれる酵母菌は、心臓機能を高めることが立証されています。これは、病変細胞と健全細胞を入れ替えるからです。つまり味噌など発酵食品の酵素が新陳代謝を活発にし、病変治癒を加速するのです（森下敬一博士）。

以上のように、和食食材の医学的効能をあげているとキリがありません。その他、梅干し、昆布、干し椎茸など、伝統食材にも、驚くほどの薬効があります。さすがに、「マクガバン報告」が、〝世界一の健康食〟と太鼓判を押しただけのことはあります。

和食の理想的ないただき方は、有名な、次の〝呪文〟に従えばいいでしょう。

「まごはやさしい」――「ま」（豆類）、「ご」（ゴマ）、「は」（ワカメなど海藻類）、「や」（野菜）、「さ」（魚。とくに青魚がおすすめ）、「し」（椎茸などキノコ類）、「い」（イモ類）。

巷には「これを食べれば効く！」「これを飲めば健康に！」と、さまざまな健康食品やサプリメントがあふれています。それらの効能は否定しません。しかし、まずは、基本の食事内容を整えることです。それは、和食を中心にする。

言い換えると、「カタカナ食」から「ひらがな食」へのシフトです。忘れてはいけないのは、〝フード〟は〝風土〟でもあることです。

身土不二とは――自らが育った土地の物を食べよ――という教えです。まずは緑の列島が育てた天の恵み、父祖が伝えた和の料理を、感謝をこめていただきましょう。

減塩運動が日本を滅ぼす

塩の問題についても、触れておきましょう。

日本では、高血圧からくる脳卒中などを防ぐため、国をあげて「減塩運動」が提唱されてきました。しかし、最近の世界的な研究は意外な結論に達しています。

高血圧の最大の原因は塩分ではなく、脂肪分だった……というのです。さらに、肉食などが高血圧の大きな引き金です。

その証拠にベジタリアンは年をとると、血圧は青年期と同じになります。つまり、動脈硬化にならず、血管がしなやかなのです。

森下敬一博士（国際自然医学会会長）は、「減塩運動が日本人を滅ぼす」と警告しています。博士は「減塩」ではなく、「適塩」をすすめます。適度の塩分をとらないと、生命力は維持できないのです。

しかし、それは精製塩ではなく、海水からとった天然塩であるのは、いうまでもありません。

手作り豆乳ヨーグルトは超安上がりの健康食

◆1ℓで200円が1分でできる！

最後に「食べて良いもの」として、加えておきたいもの。それが、手作り豆乳ヨーグルトです。

ヨーグルトは、発酵食として、非常に優れた食品で、健康食品の定番になっています。しかし、これらは牛乳を発酵させたもので、牛乳タンパク質のカゼインは、とり過ぎると発ガン作用があると警告されています。

そこで、私は豆乳ヨーグルトを食べることにしています。しかし、市販のものは、けっこう高い。一計を案じて、手作りにトライ。そして、見事に成功したのです。

その方法は、あっけないほど簡単です。

▼用意するもの：「豆乳」（１ℓ入り。成分無調整、有機豆乳がベスト）、ヨーグルト（市販品、一番小さい物で可）。

▼作り方：大きめの土鍋に「豆乳」とヨーグルトを入れて、かき混ぜ、コンロで約１分加熱する。これだけ！

あとは、放置しておくだけ。なんと簡単なことでしょう。翌日に鍋の蓋《ふた》をとる。すると、豆腐のように固まった豆乳ヨーグルトが完成しています。これは、ちょっと感動ものです。製造時間は、極端にいえば1、２分です。かき混ぜ、コンロの火を点《つ》けるだけなのですから。製造コストも、あきれるほどに安上がり！　豆乳は１ℓ１８０円ほど。ヨーグルトは1個50円くらい。つまり、２００円ちょっとで栄養満点の豆乳ヨーグルトが１ℓ以上も勝手にできてしまう。そして、これが美味至極なのです。

▼食べ方：そのままスプーンですくって、プレーンヨーグルトとしても美味しい。しか

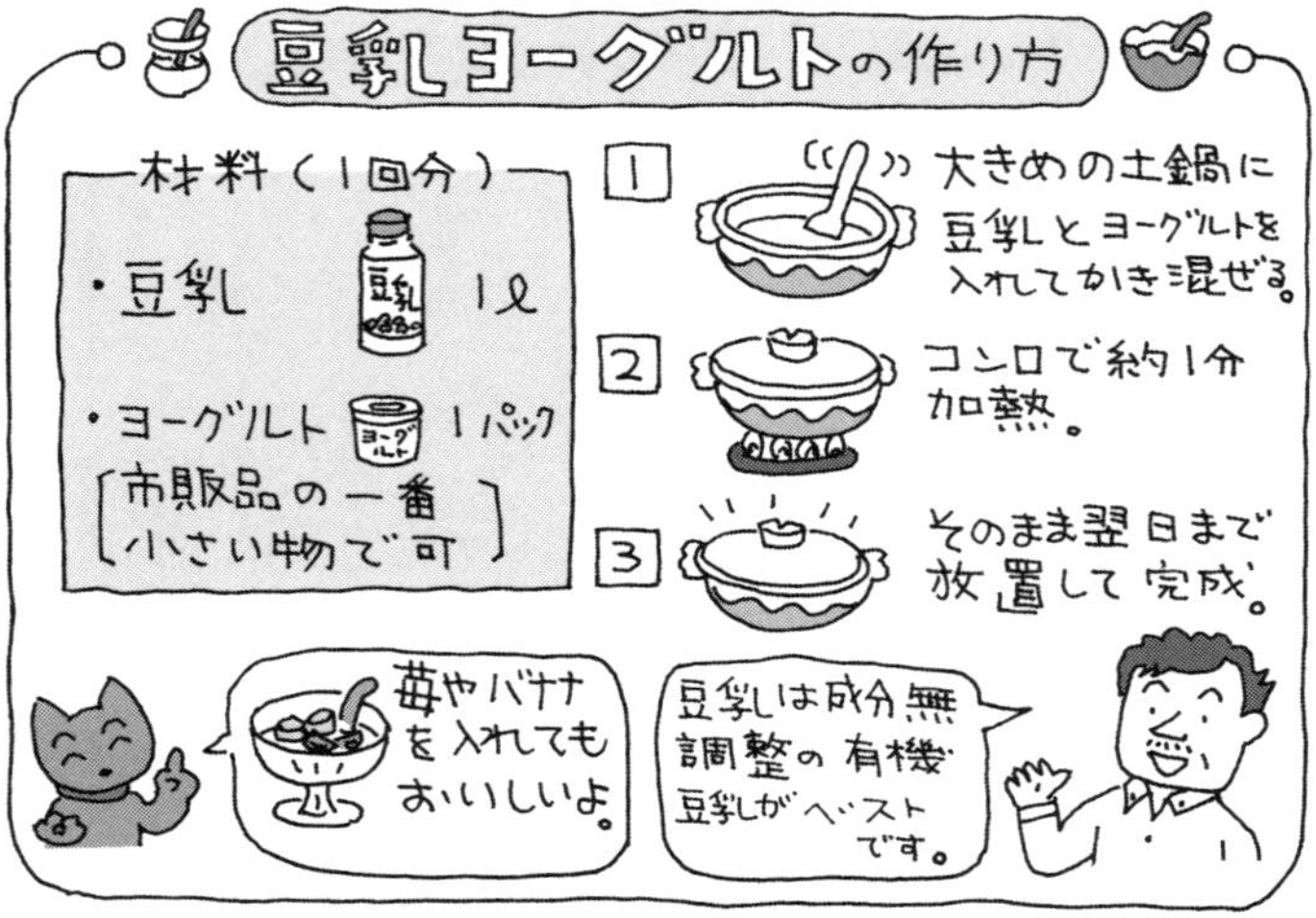

し、せっかくなので、少し豪華に楽しみましょう。

・器に豆乳ヨーグルトを適量盛る。
・ブルーベリーの実、汁をかける。
・バナナ・リンゴ・キウイ・トマトなど好みの果物・野菜を刻んで散らす。
・メープルシロップやハチミツを少量たらす。
・ハーブを飾りに載せる。

こうすると、もはや一流ホテルで出されてもおかしくないデザートの一品となります。
一日一食に、この豆乳ヨーグルトのデザー

トを加える。すると、贅沢《ぜいたく》かつ見事に栄養バランスのとれた食事になります。

ほかにも用途は多彩です。

①ドレッシング：豆乳ヨーグルトは、その他、野菜サラダにオリーブ油、コリアンダー（ハーブ）などと一緒に、ヨーグルト・ドレッシングとしてかけると、豪華な一皿になります。

②カレー：豆乳ヨーグルトをカレーに加えると、まろやかな味わいのインド風カレーに変身します。

③シチュー：煮込みスープに加えると、ベジタリアン風クリームシチューになります。白ワインも一緒に加えると本格的です。

④パンケーキ：私はいつも国産地粉（全粒粉）に卵、豆乳、ベーキング・パウダー、レーズンやリンゴなどと一緒に、豆乳を加えてパンケーキを焼きます。豆乳の代わりにこの豆乳ヨーグルトを加えると、ひと味変わったケーキが楽しめます。

▼**効能**：それは、圧倒的に豊富な乳酸菌による、理想的な整腸作用につきます。「腸」は生命の源――これは、もはや医学、栄養学の常識です。

その他、乳酸菌の健康に与える効能は、ここには書き尽くせません。

なお、この手作り豆乳ヨーグルトのヒントは、納豆にも応用できます。どんな豆でも、ゆでたものに市販納豆を1パック分、加えてかき混ぜ、暖かいところに置いておくだけで、納豆菌が増殖して、手作り納豆がたっぷりできるのです。

まさに、カネを使うな、アタマを使え！　家計も健康も助かるぞ！　なのです。

◆「一日一食」秘伝の手作りレシピ集

一日一食――ならば、その一食を愛《いつく》しみたい。感謝をこめて調理し、感謝をこめていただきたい。ドゥー・イット・ユアセルフは、わが人生のモットーなのです。

私はつねに台所に立ち、包丁を握り、あらゆる料理を自ら手がけます。手作りこそ、日々の食生活の基本だからです。その私が日頃、慣れ親しんだ、栄養バランスも最適の「一日一食」を実行するためのレシピ集を２５２ページからまとめてご紹介しています。「まごはやさしい」を基本とした「一食」を楽しんでください。

「カタカナ食」は減らす、「ひらがな食」は増やす

◆肉食はタバコより人類を殺す

私はベジタリアンです。自分から肉を買ったり、肉料理をすることは、一切ありません。魚介類は少しいただきます。だから、しなやかなベジタリアンですね。

菜食に目覚めたのは25歳のとき、ヨガに出合ってからです。さらに、アメリカの菜食運動のリーダーであるハワード・F・ライマン著の『まだ、肉を食べているのですか』（三

交社）を翻訳して、肉食の害について、再認識しました。

ライマンはこう断言しています。

「ミート・キルズ！」（肉食は人を殺す）。それも「タバコよりも多くの人類を殺してきた」と言い切るのです。

ライマンは膨大かつ決定的な学術データを列挙して肉食を批判します。それは、動物食（アニマルフード）全体に及びます。

◆人間は本来、菜食動物である

「動物性食品こそが、『われわれを殺す〝ナンバー1の殺人者〟である』――この事実を立証する証拠を論破することはむずかしい」

一例として2万4000人以上のセブンスデー・アドベンチスト（SDA）を調査した報告をあげます。この団体はキリスト教の一派で、菜食中心の生活を送っています。そして、動物食を一切口にしない厳格なベジタリアンの心臓病死は、ふつうのアメリカ人の平均の10分の1だったのです。

また、ライマンは人類は菜食動物であることも立証しています。それは、歯の配列（臼《きゅう》歯《し》：門歯：犬歯は5：2：1）です。臼歯は穀物、門歯は野菜、ならば犬歯は動物食かといえば「退化して無理」という。さらに、ヒトの唾液はアルカリ性（穀物を消化するのに適している）、肉食獣の唾液は酸性（肉を消化するのに適する）。ヒトの消化器の長さは肉食獣の4倍（穀菜食を消化するため）。こうした自然の摂理に反論できる人はいないでしょう。

◆まずは肉食批判の本を読もう

日本では、森下敬一博士が肉食の弊害を訴え続けています。『肉を食べると早死にする』（ペガサス）は、肉食の害がわかる1冊です。

「肉を食べると健康になる、長生きする、スタミナがつく、美しくやせられるというのは大ウソ。肉食すると、からだは大きくなるが、体質は逆に悪くなり、ガンや心臓病、アレルギー症などいろいろな病気にかかりやすい。長生きしたい、スタミナをつけたい、美しくやせたいと願うなら、まず肉食をやめることだ」（同書）

森下先生は「それでも肉を食べたい人のために」とアドバイスしています。

①肉を魚にきりかえる。
②女性は男性より少なめに。
③夏より冬のほうが害は少ない。
④肉体労働者向き。
⑤緑黄野菜を多くとる。
⑥酵素飲料や葉緑素食品もとる。
⑦質のよい肉を選ぶ。

お肉大好きの人も、虚心坦懐《きょしんたんかい》に、これらのデータに耳を傾けてください。あとで「知らなかった」と嘆《なげ》いても後の祭りなのですから……。

砂糖は〝猛毒〟、甘い物は脳を狂わせる

◆中毒者を大量生産する砂糖マフィア

今度は、甘い物好きの方が、エーッ!?　と絶叫しそうですね。

「砂糖は猛毒ですよ」。断食療法で有名な菅野喜敬医師は断言します。

「甘い物好きな人は、身体だけでなく、心も狂ってきます」

砂糖の害研究の第一人者、大沢博博士（岩手大学名誉教授）も、きっぱり。「砂糖を食品添加物として申請したなら、その一つの毒性だけで、不許可になるだろう」と、専門家が明言するほど毒性は強いのです。

世の中に甘党といわれる人たちがいます。まさか、自分たちがこの毒物の中毒患者であるなど、夢にも思わないはずです。なぜなら、現代社会においては、肉食と同じように、〝砂糖批判〟は、絶対タブーです。一方で人類は砂糖で〝餌付け〟されています。甘党は、

自らを砂糖中毒の患者であると自覚するべきです。

「チャールズ・ダーウィンの日記に、初めて砂糖を口にしたオーストラリアとフェゴ諸島の原住民はすぐに砂糖に対して中毒状態になった、と記されている」（『砂糖の罠』ビアトリス・T・ハンター著、日貿出版社）

食肉マフィアと同様に、砂糖マフィアも存在します。〝彼ら〟は日々、中毒者を大量生産しているのです。

◆百害あって一利なし、心身が狂う

白砂糖は、徹底的に精白されており、糖分以外の栄養素をまったく含みません。それは、〝空のカロリー〟（エンプティ・カロリー）と呼ばれています。

だから、消化の過程で、酸性になり、身体は酸血症（アシドーシス）にみまわれます。身体のほうは、それを中和するため、やむを得ず骨や歯のカルシウムを動員するため、骨は細く、歯も冒されて虚弱体質になってしまうのです。

さらに、砂糖は消化器系からの吸収速度が速く、血糖値を急上昇させます。それは膵臓に負担をかけ、低血糖症や糖尿病の最悪の引き金になるのです。低血糖症は〝怒りホルモン〟のアドレナリン分泌を促し、イライラした攻撃的な性格になります。アメリカの刑務所に収容されている犯罪者の8割以上が低血糖症だった、という有名なエピソードもあります。

——以上の他、「食べてはいけない」ものは数多くあります。遺伝子組み換え食品、コンビニ弁当などの食品添加物の多い食品やカップ食品はダメです。カルピスやサイダーなど砂糖入りの甘い清涼飲料水なども避けましょう。さらに、人工甘味料もダメ。また、化学調味料（グルタミン酸ナトリウム：味の素）も、神経毒物です。添加物表示で「アミノ酸など」とあったら、それです。無添加のもの、さらに、オーガニック（無農薬、無化学肥料）のものを、できるだけ選ぶようにしましょう。

「いちいち気にしてたら、食べるものがなくなっちゃう！」

そういって、肩をすくめる人もいます。

「なんでもモリモリ食べなくっちゃ！」と、食欲旺盛な人もいます。ただし「私たちの身体は、食べたものでできている」ことを忘れてはいけません。「質の悪い」ものを食べれば、「質の悪い」身体になります。中高年になったとき、その格差は歴然と現れます。

良質の人生は、良質の身体から生まれ、それは「質の良い」食事からしか生まれないということを心に刻んでください。

付録

「一日一食」を楽しむ手作りレシピ

ふっくら甘い玄米小豆ご飯の炊き方

材料（4人前）

- 玄米　2合
- 小豆　¼カップ
- 水　700cc
- 天然塩　1つまみ

1. 玄米と小豆は一晩水に浸けておく。
2. コトコト土鍋で炊く。タイマーを30分に設定し、焦がさないよう気をつける。

具だくさん栄養満点味噌汁の作り方

材料（4人前）

- 水　800cc
- だし｛干し椎茸　3個／刻み昆布　40g
- 味噌　大さじ4
- 具　ワカメ　50g
  - 麩　適量
  - 豆腐　½丁
  - 油あげ　1枚
  - 旬の野菜　適量

1. 干し椎茸、刻み昆布は一晩水に浸けてだしをとる。（急ぐときは無添加粉末天然だしも可）
2. 具にはワカメ、麩、油あげは欠かせない。季節の旬野菜を入れ、豆腐や油あげを最後に入れたら味噌を溶く。煮すぎないこと。

高血圧予防

茄子・ホウレンソウの味噌油炒め

材料（4人前）

- 茄子　4本
- ホウレンソウ　1把
- ゴマ油　大さじ4
- 味噌　大さじ2
- みりん　大さじ2（三河みりん）

1. 茄子はざく切り。ホウレンソウは3〜4cm長さに切る。
2. 中華鍋にゴマ油を入れ、茄子を炒める。ホウレンソウを加え、一気に炒め、味噌とみりんで味付けする。

栄養満点味噌汁の味噌は、2年、3年もののほうが味も栄養も深いよ。

ミネラル 雑穀ご飯の作り方

材料（4人前）

- 白米 2合
- 雑穀 ½カップ弱
- 水 560〜630cc
- すりゴマ 適量
- 醤油 適量
- ゴマ油 適量

1 白米に雑穀を足し、水を吸わせた後、炊く。（大麦を足してもよい）。

2 すりゴマをたっぷりかけ、醤油 ゴマ油 で味付けします。

鉄分補給 ヒジキと大豆、ジャガイモ、人参の煮付け

材料（4人前）

- 昆布 5〜6センチ角
- 水 400cc
- 醤油 大さじ2
- 酒 大さじ1
- みりん 大さじ2
- 大豆（水煮） 150g
- ヒジキ（乾燥） 30g
- じゃがいも 大1個
- 人参 中1本

1 ヒジキは約30分水でもどし食べやすい長さに切る。
じゃがいも 人参は乱切りにする。

2 鍋の水に昆布を入れ、沸騰前に火を止める（昆布だし）。

3 大豆と1の材料をだしに入れ、醤油、酒、みりんを加えて煮込む。

粕汁〈4人前〉

1 具だくさんの味噌汁と作り方は同じ。

2 味噌のかわりに酒粕を200g前後溶き入れる。味噌か塩も少々。

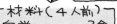

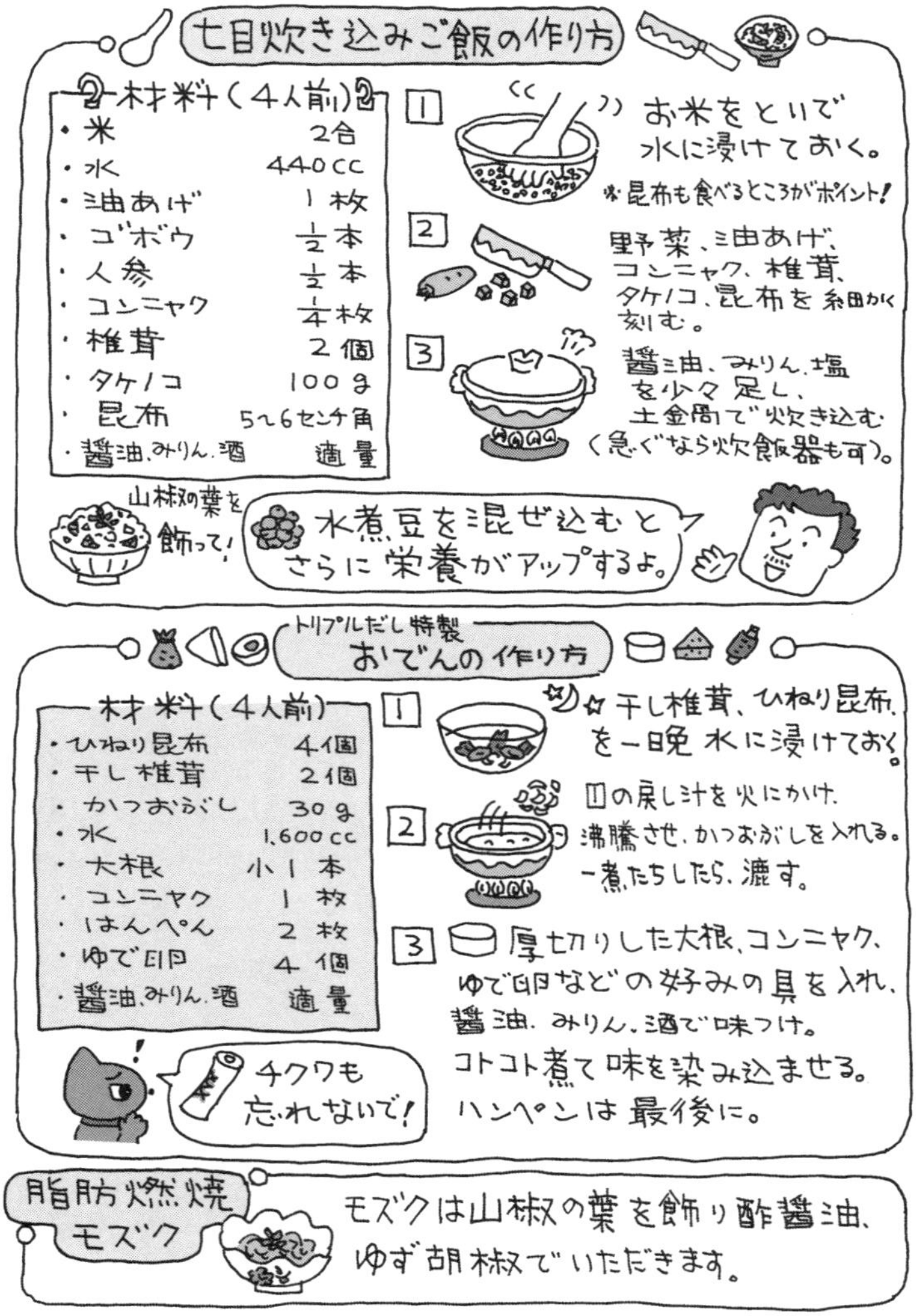
七目炊き込みご飯の作り方
材料（4人前）
・米　2合
・水　440cc
・油あげ　1枚
・ゴボウ　1/2本
・人参　1/2本
・コンニャク　1/4枚
・椎茸　2個
・タケノコ　100g
・昆布　5〜6センチ角
・醤油、みりん、酒　適量
1 お米をといで水に浸けておく。
※昆布も食べるところがポイント！
2 野菜、油あげ、コンニャク、椎茸、タケノコ、昆布を細かく刻む。
3 醤油、みりん、塩を少々足し、土鍋で炊き込む（急ぐなら炊飯器も可）。
山椒の葉を飾って！
水煮豆を混ぜ込むとさらに栄養がアップするよ。
トリプルだし特製
おでんの作り方
材料（4人前）
・ひねり昆布　4個
・干し椎茸　2個
・かつおぶし　30g
・水　1,600cc
・大根　小1本
・コンニャク　1枚
・はんぺん　2枚
・ゆで卵　4個
・醤油、みりん、酒　適量
1 干し椎茸、ひねり昆布を一晩水に浸けておく。
2 1の戻し汁を火にかけ、沸騰させ、かつおぶしを入れる。一煮たちしたら、漉す。
3 厚切りした大根、コンニャク、ゆで卵などの好みの具を入れ、醤油、みりん、酒で味つけ。コトコト煮て味を染み込ませる。ハンペンは最後に。
チクワも忘れないで！
脂肪燃焼モズク
モズクは山椒の葉を飾り酢醤油、ゆず胡椒でいただきます。

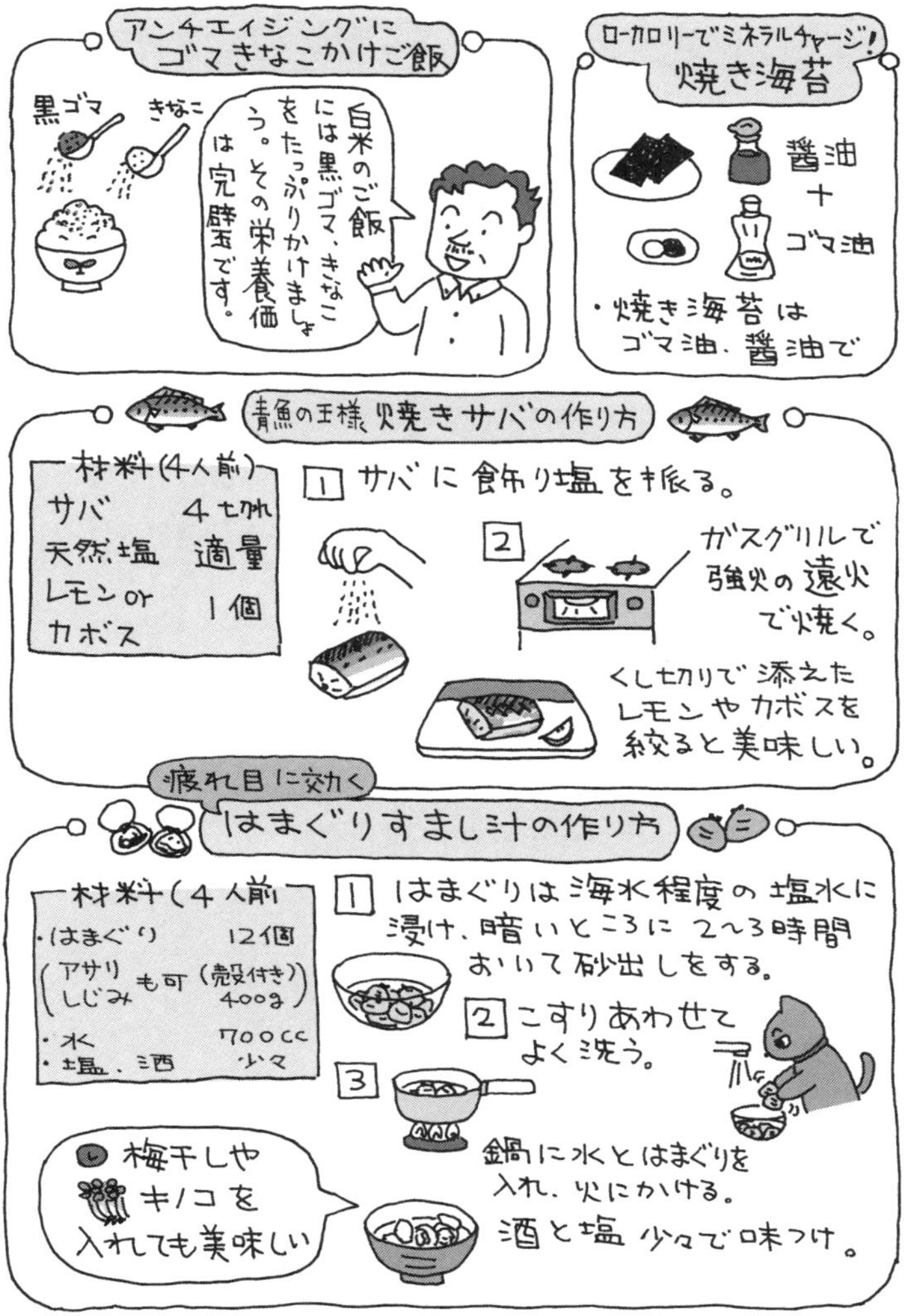
アンチエイジングに
ゴマきなこかけご飯
黒ゴマ
きなこ
白米のご飯には黒ゴマ、きなこをたっぷりかけましょう。その栄養価は完璧です。
ローカロリーでミネラルチャージ!
焼き海苔
醤油
+
ゴマ油
・焼き海苔は
ゴマ油、醤油で
青魚の王様 焼きサバの作り方
材料(4人前)
サバ 4切れ
天然塩 適量
レモン or カボス 1個
1 サバに飾り塩を振る。
2
ガスグリルで
強火の遠火
で焼く。
くし切りで添えた
レモンやカボスを
絞ると美味しい。
疲れ目に効く
はまぐりすまし汁の作り方
材料(4人前
・はまぐり 12個
(アサリ しじみ も可 (殻付き) 400g)
・水 700cc
・塩、酒 少々
1 はまぐりは海水程度の塩水に
浸け、暗いところに 2〜3時間
おいて砂出しをする。
2 こすりあわせて
よく洗う。
3
鍋に水とはまぐりを
入れ、火にかける。
酒と塩 少々で味つけ。
梅干しや
キノコを
入れても美味しい

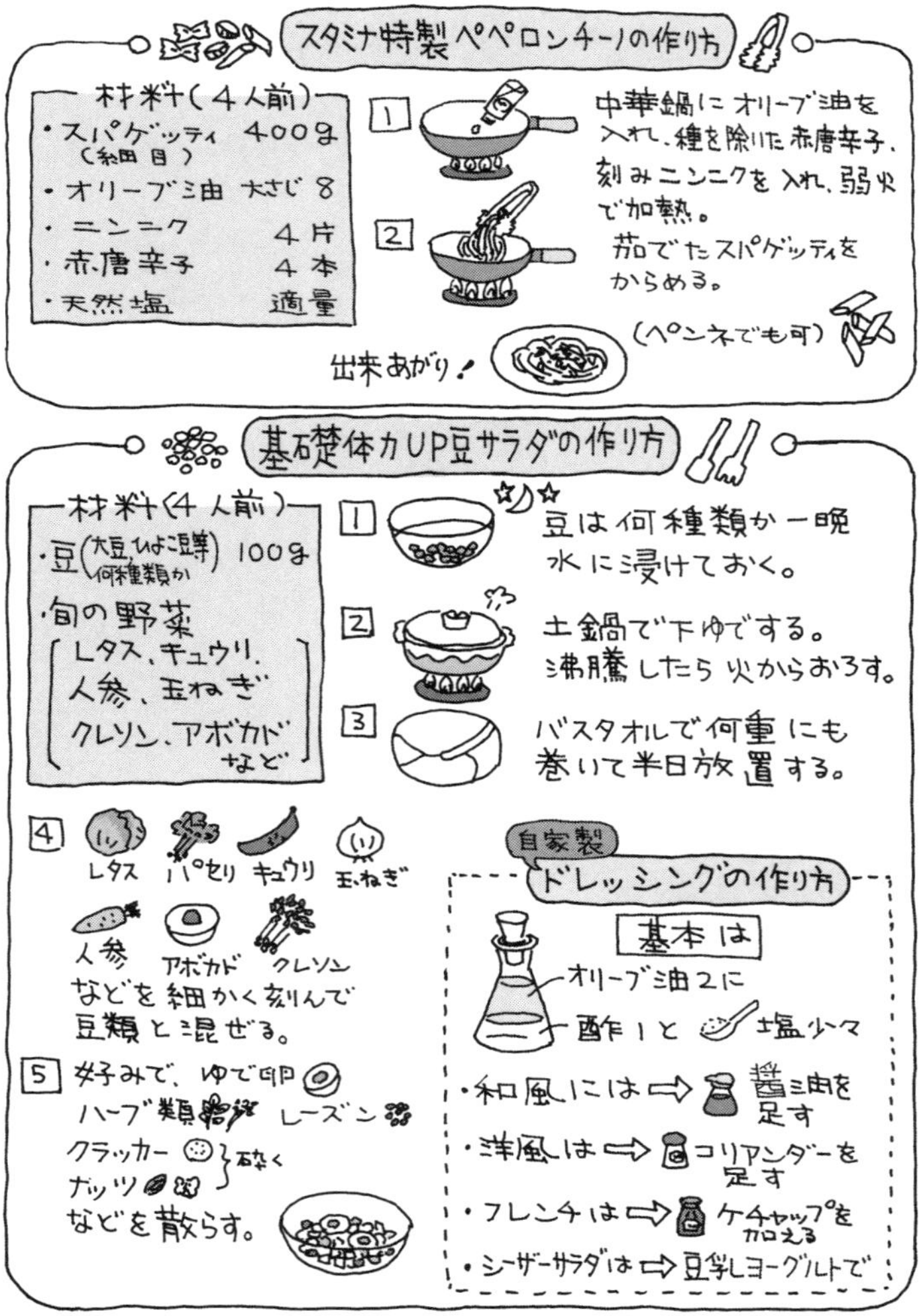
スタミナ特製ペペロンチーノの作り方
材料（4人前）
・スパゲッティ 400g（細目）
・オリーブ油 大さじ8
・ニンニク 4片
・赤唐辛子 4本
・天然塩 適量
1 中華鍋にオリーブ油を入れ、種を除いた赤唐辛子、刻みニンニクを入れ、弱火で加熱。
2 茹でたスパゲッティをからめる。
出来あがり！
（ペンネでも可）
基礎体力UP豆サラダの作り方
材料（4人前）
・豆（大豆 ひよこ豆等 何種類か） 100g
・旬の野菜
レタス、キュウリ、人参、玉ねぎ クレソン、アボカド など
1 豆は何種類か一晩水に浸けておく。
2 土鍋で下ゆでする。沸騰したら火からおろす。
3 バスタオルで何重にも巻いて半日放置する。
4 レタス パセリ キュウリ 玉ねぎ 人参 アボカド クレソン
などを細かく刻んで豆類と混ぜる。
5 好みで、ゆで卵 ハーブ類 レーズン
クラッカー ナッツ 砕く
などを散らす。
自家製 ドレッシングの作り方
基本は
オリーブ油2に
酢1と 塩少々
・和風には ⇨ 醤油を足す
・洋風は ⇨ コリアンダーを足す
・フレンチは ⇨ ケチャップを加える
・シーザーサラダは ⇨ 豆乳ヨーグルトで

海苔塩焼きソバの作り方

材料（4人前）

- 細目の麺　400g（ソーメン等）
- ゴマ油　大さじ2½
- 塩　小さじ2
- みりん　小さじ1
- 赤唐辛子　3本
- 刻み海苔　適量

1. 細目の麺を茹でる。

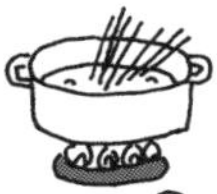

2. 中華鍋にゴマ油を入れ、赤唐辛子を炒めて、茹で麺とからめ、みりんと塩で味付け。

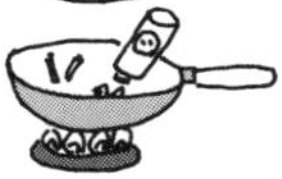

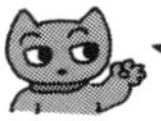

海苔は意外に栄養たっぷりだよ。

3. 刻み海苔をたっぷり散らす。

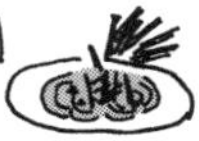

食物繊維豊富！ 豆腐・タケノコ・煮野菜のゴマだれ

材料（4人前）

- 豆腐　1丁
- 水煮タケノコ　100g
- 旬の煮野菜　適量
- ゴマだれ　適量

1. 冷や奴を中心にタケノコ、旬の煮野菜を色どり良く盛りつける。

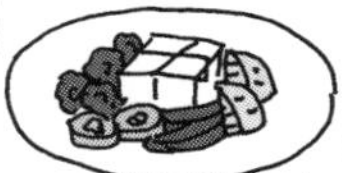

2. ゴマだれをかける。

免疫力を高める ワカメスープの作り方

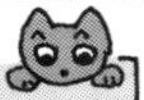

材料（4人前）

- 天然粉末だし　小さじ2（化学調味料無添加）
- ワカメ（塩蔵）　80g
- 麩　適量
- ねぎ　½本
- 塩　少々
- ゴマ油　少々
- 水　800cc

1. ワカメを水でもどし、ひと口大に切る。

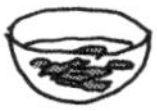

ねぎは小口切り。

2. スープは「天然粉末だし」と塩で味付け。

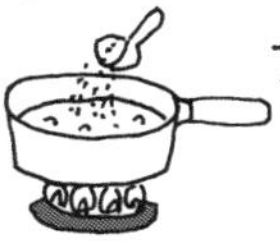

3. ワカメ、麩、ねぎなどを散らし、ゴマ油をたらす。

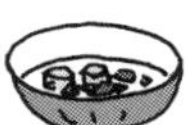

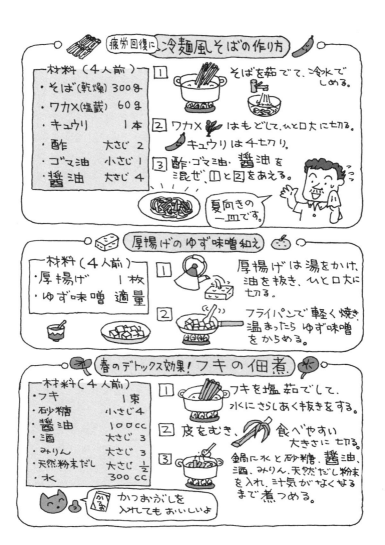

疲労回復に 冷麺風そばの作り方

材料（4人前）

・そば（乾燥）	300g
・ワカメ（塩蔵）	60g
・キュウリ	1本
・酢	大さじ2
・ゴマ油	小さじ1
・醤油	大さじ4

1 そばを茹でて、冷水でしめる。

2 ワカメはもどして、ひと口大に切る。
キュウリは千切り。

3 酢・ゴマ油・醤油を混ぜ、1と2をあえる。

夏向きの一皿です。

厚揚げのゆず味噌和え

材料（4人前）

・厚揚げ	1枚
・ゆず味噌	適量

1 厚揚げは湯をかけ、油を抜き、ひと口大に切る。

2 フライパンで軽く焼き、温まったらゆず味噌をからめる。

春のデトックス効果！ フキの佃煮

材料（4人前）

・フキ	1束
・砂糖	小さじ4
・醤油	100cc
・酒	大さじ3
・みりん	大さじ3
・天然粉末だし	大さじ$\frac{1}{2}$
・水	300cc

1 フキを塩茹でして、水にさらしあく抜きをする。

2 皮をむき、食べやすい大きさに切る。

3 鍋に水と砂糖、醤油、酒、みりん、天然だし粉末を入れ、汁気がなくなるまで煮つめる。

かつおぶしを入れてもおいしいよ

ゴマ油香る

水ギョーザ中華スープの作り方

材料（4人前）

・手作りギョーザ（冷凍でも可）	16個
・天然粉末だし	大さじ1
・水	1,000cc
・ワカメ	80g
・麩	適量
・ネギ	½本
・塩、ゴマ油、ラー油	適量

1 天然粉末だしでスープを作り、ワカメ 麩 ギョーザ、塩少々といっしょに煮る。

2 仕上がりに小口切りしたネギとゴマ油 ラー油を散らす。

ギョーザは手作りがベスト。あまり煮過ぎないでね。

海苔は元気と髪の素！

餅の磯辺巻き

焼き餅に醤油をつけ、焼き海苔で巻きいただきます。

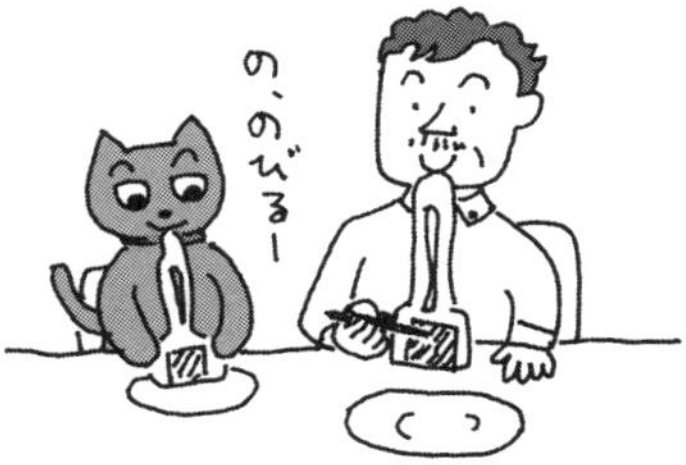

むくみに効く 春雨海草サラダの作り方

材料（4人前）

・緑豆春雨（乾燥）	80g
・とさかのり、細寒天などの海藻類	60g
・キュウリ	1本
・酢	80cc
・醤油	大さじ3
・ゴマ油	小さじ1

1 春雨は5分ほど茹でて水にさらし、水気を切る。適当に切っておく。

2 キュウリは千切りにする。

3 春雨に海藻類、キュウリ、酢、醤油、ゴマ油を混ぜる。

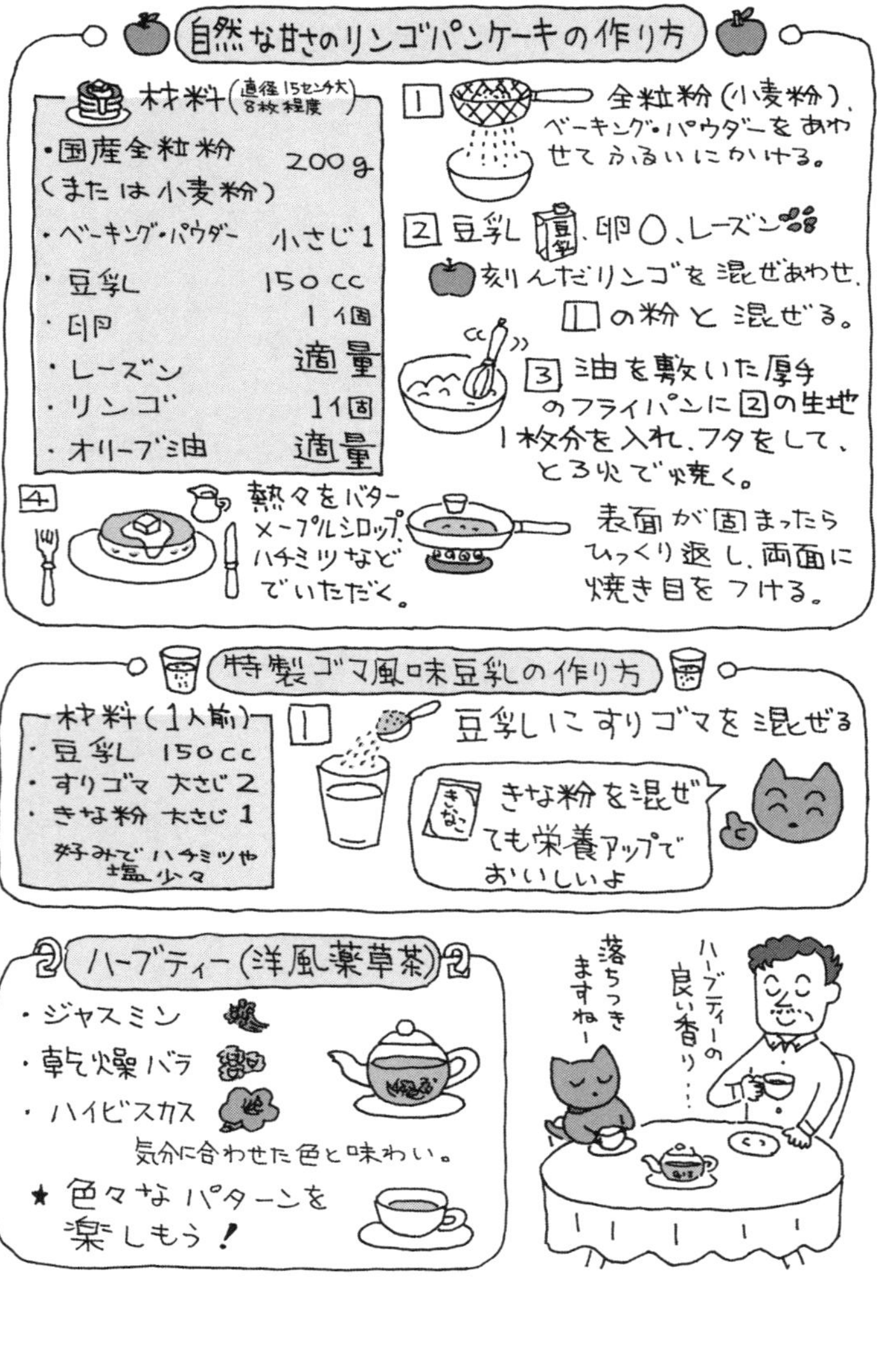
自然な甘さのリンゴパンケーキの作り方
材料（直径15センチ大 8枚程度）
・国産全粒粉 200g
（または小麦粉）
・ベーキング・パウダー 小さじ1
・豆乳 150cc
・卵 1個
・レーズン 適量
・リンゴ 1個
・オリーブ油 適量
1 全粒粉（小麦粉）、ベーキング・パウダーをあわせてふるいにかける。
2 豆乳 豆乳、卵、レーズン 刻んだリンゴを混ぜあわせ、1の粉と混ぜる。
3 油を敷いた厚手のフライパンに2の生地1枚分を入れ、フタをして、とろ火で焼く。
表面が固まったらひっくり返し、両面に焼き目をつける。
4 熱々をバター メープルシロップ、ハチミツなどでいただく。
特製ゴマ風味豆乳の作り方
材料（1人前）
・豆乳 150cc
・すりゴマ 大さじ2
・きな粉 大さじ1
好みでハチミツや塩少々
1 豆乳にすりゴマを混ぜる
きなこ
きな粉を混ぜても栄養アップでおいしいよ
ハーブティー（洋風薬草茶）
・ジャスミン
・乾燥バラ
・ハイビスカス
気分に合わせた色と味わい。
★色々なパターンを楽しもう！
ハーブティーの良い香り…
落ちつきますねー

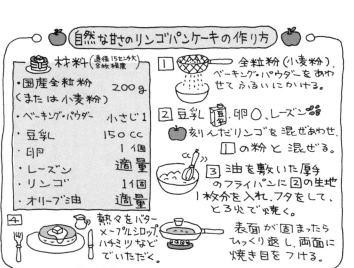

おわりに――「ムリせず、気楽に、ファスティング！」

本書を読んで、意を決して、「一日一食」を実行してみようという方にいくつかの注意点をお伝えしておきましょう。

まず無理し過ぎてはいけません。一日三食、食べている人が急に一食にして、「目が回ってしまった」「手が震えてきた」……そんな方は、まず朝食を抜く二食からファスティングを始めてください。これを「プチ断食」「半断食」などといいます。

それでも、フラフラになる人がいます。それは低血糖になったからです。震えがきて、倒れそうになったら、それは低血糖ショックです。あなたは、すでに糖尿病なのです。そういう人は、少しずつ、少しずつ、食べる量を減らしましょう。だんだん身体が少食に慣れていきます。

ある程度日数をかけていけば、必ず身体に必要な少食で過ごせるようになります。その あとは一日二食どころか一食でも平気になってくるのです。その快適さは、第2章で体験者が全員、笑顔で語っているとおりです。

そして、「絶対食べてはいけない」などとガチガチに考えることはありません。友達と過ごして、愉快にテーブルを囲むことなどあるでしょう。そのときは、美味しくいただけばいいのです。私もそうしています。食べ過ぎたな……と思ったら、翌日、ファスティングすれば、すっきり元に戻ります。

「ムリせず、気楽に、ファスティング！」

これを合い言葉に、楽しみながら、少食の快適さを楽しみましょう。

「何を食べるか？」はもとより、「どれだけ食べるか？」が大切です。

ところが、こういう人がいますね。

「無理して少食にすることはないよ。だって、100歳超えても三食モリモリ食べて、元気な人もいるじゃない！」

これに対して第4章で紹介した『無病法』の著者で102歳のルイジ・コルナロ翁がこう諭しています。

「……つぎのように反論する者たちがいる。肉についても、ワインについても、好きなように飲み食いして、それでもなお健康で長生きし一〇〇歳にまでいたった者もいるではないか？　と。しかし、かれらの主張には、二つの誤りがある。ひとつは、統計的にそうした幸福にめぐまれた者は五万人に一人もいないということである。また、もうひとつは、そのような稀なばあいでも、最後にはなんらかの病気にかかって亡くなっている、ということである」

食べ過ぎの害は、一日一食でも起こります。

それは、残りの一食をドカ食いするケースです。これも、102歳のコルナロ翁の戒めに耳を傾けましょう。

「食事の回数を一日一度に限ってはいるものの、その一度の食事では、満腹するまで食べる者たちがいる。これも消化という点からすると適切ではない。一度に大量の飲食物をとると、胃はこれを消化できないので、悪気を生じ、血液を汚す結果となる。それゆえ、かれらの寿命も長くはない。じじつ、一日一食とはいえ、その食事を満腹するまで食べた人で長生きした人を、私は知らない」

つまり、腹八分の原則は、一日一食でも生きているのです。このコルナロ翁の教えは十分納得できます。一日一食でも、食べ過ぎると苦しくなります。腹にもたれます。私は腹六分から八分くらいを心がけています。

本書の取材を進めるうち、ビートたけしさんやタモリさん、プロ野球の落合さんや横綱・白鵬関までファスティングしていることを知り驚きました。超一流の芸能人やアスリートの比類なき若さと活力を支えているのが、一日一食のファスティング実践でした。

もはや、これらの現実の前に、旧態依然の栄養学やカロリー理論は完全に崩壊しています。頑迷固陋《がんめいころう》の現代医学も然り。

本書は、旧弊の栄養学や医学の教育（狂育）を受けてきた方々には衝撃でしょう。

人類は、真理に基づく新しい「栄養学」「医学」を必要としています。

本書が、その未来への扉を開く鍵の一つになることを念じています。

船瀬　俊介

２０１４年８月

【おもな参考文献】

『冥想ヨガ入門』（沖正弘著　日貿出版社）
『ヨガ総合健康法（上）』（沖正弘著　致知出版社）
『実践冥想ヨガ――生活篇』（沖正弘著　日貿出版社）
『人は食べなくても生きられる』（山田鷹夫著　三五館）
『ｄａｎｃｙｕ　満腹ダイエット』（江部康二監修　プレジデントムック）
『高雄病院Dr.江部が食べている「糖質制限」ダイエット　1カ月献立レシピ１０９』（江部康二著　講談社）
『小麦は食べるな！』（ウイリアム・デイビス著　白澤卓二訳　日本文芸社）
『一日一食』（石原結實著　ビジネス社）
『断食でガンは治る』（鶴見隆史著　双葉新書）
『長生きしたけりゃ肉は食べるな』（若杉友子著　幻冬舎）
『医者に頼らない！　糖尿病の新常識・糖質ゼロの食事術』（釜池豊秋著　実業之日本社）

『世にも恐ろしい「糖質制限食ダイエット」』（幕内秀夫著　講談社＋α新書）
『無病法――極少食の威力』（ルイジ・コルナロ著　中倉玄喜編訳・解説　ＰＨＰ研究所）
『「食べない」生き方』（森美智代著　サンマーク出版）
『老化は食べ物が原因だった』（ベンジャミン・Ｓ・フランク著　市川桂子訳　青春出版社）
『がん患者は玄米を食べなさい』（伊藤悦男著　現代書林）
『肉を食べると早死にする』（森下敬一著　ペガサス）
『断食博士の「西式健康法」入門』（甲田光雄監修　少食健康生活・サポートセンターさくら編著　三五館）
『奇跡が起こる半日断食』（甲田光雄著　マキノ出版）
『3日食べなきゃ、7割治る！』（船瀬俊介著　三五館）
『「長生き」したければ、食べてはいけない!?』（船瀬俊介著　徳間書店）
『脳がよみがえる断食力』（山田豊文著　青春新書インテリジェンス）
『細胞から元気になる食事』（山田豊文著　新潮文庫）
『「食べること、やめました」』（森美智代著　マキノ出版）

『酵素が病気にならない体をつくる！』（鶴見隆史著　青春出版社）
『少食の実行で世界は救われる』（甲田光雄著　三五館）
『増補版　断食のすすめ』（寺井嵩雄、桜井健古著　柏樹社）
『小食のすすめ』（明石陽一著　創元社）
『断食・少食健康法』（甲田光雄著　春秋社）
『ほとんど食べずに生きる人』（柴田年彦著　安保徹監修　三五館）
『健康養生法のコツがわかる本』（甲田光雄著　三五館）
『食べすぎる日本人』（安達巖著　三一新書）
『コレステロール――嘘とプロパガンダ』（ミッシェル・ド・ロルジュリル著　浜崎智仁訳　篠原出版新社）
『砂糖の罠』（ビアトリス・T・ハンター著　日貿出版社）
『レノン「イマジン」からマクロビオティックへ』（高橋昌裕著　創英社）
『医者が患者をだますとき』（ロバート・メンデルソン著　弓場隆訳　草思社）
『葬られた「第二のマクガバン報告」』（上・中・下）（T・コリン・キャンベル他著　松田麻美子訳

グスコー出版）
『新版・ぼくが肉を食べないわけ』（ピーター・コックス著　浦和かおる訳　築地書館）
『若々しく120歳まで生きるヒント』（野村正和著　経営者新書〈幻冬舎〉）
『「24時間断食」の秘密』（藤本憲幸著　大陸書房）
『まだ、肉を食べているのですか』（ハワード・F・ライマン他著　船瀬俊介訳　三交社）
月刊「森下自然医学」（国際自然医学会編著、各号）

本書は『やってみました！　1日1食』（三五館）を改題・加筆・再編集したものです。

〈著者プロフィール〉
船瀬俊介（ふなせ・しゅんすけ）
1950年福島県生まれ。食品・医療・環境問題に取り組む、地球文明評論家。化石文明が栄えた「火の文明」から、自然エネルギーで栄える「緑の文明」へのシフトを訴えている。さらに、医事評論家として「新医学宣言」を提唱。未来の新しい医学として「波動」「断食」を二大療法として推奨している。
自分でも何度も実践し、その効果を体感している「断食・少食」による自己治癒力の引き出し方を説いた『3日食べなきゃ、7割治る！』（三五館）がベストセラーに。本書では、全国から寄せられた実践者の驚きの声を交えながら、「1日1食」という新常識を提案する。

●船瀬俊介公式HP：http://funase.info（メルマガ配信中）

ブックデザイン／川島進（川島進デザイン室）
本文イラスト／若泉さな絵
本文レイアウト／白石知美（株式会社システムタンク）

やって良かった！ 1日1食

2018年5月 3 日　　初版発行
2024年6月30日　　3刷発行

著　者　船瀬俊介
発行者　太田　宏
発行所　フォレスト出版株式会社
〒162-0824 東京都新宿区揚場町2-18　白宝ビル7F
電話　03-5229-5750（営業）
　　　03-5229-5757（編集）
URL　http://www.forestpub.co.jp

印刷・製本　中央精版印刷株式会社

ISBN978-4-89451-764-6 Printed in Japan